Ammar Alalawi

Laser em cirurgia maxilofacial

Ammar Alalawi

Laser em cirurgia maxilofacial

Terapia com laser de baixa intensidade na cicatrização de feridas cutâneas

ScienciaScripts

Imprint

Any brand names and product names mentioned in this book are subject to trademark, brand or patent protection and are trademarks or registered trademarks of their respective holders. The use of brand names, product names, common names, trade names, product descriptions etc. even without a particular marking in this work is in no way to be construed to mean that such names may be regarded as unrestricted in respect of trademark and brand protection legislation and could thus be used by anyone.

Cover image: www.ingimage.com

This book is a translation from the original published under ISBN 978-620-2-01362-8.

Publisher:
Sciencia Scripts
is a trademark of
Dodo Books Indian Ocean Ltd. and OmniScriptum S.R.L publishing group

120 High Road, East Finchley, London, N2 9ED, United Kingdom
Str. Armeneasca 28/1, office 1, Chisinau MD-2012, Republic of Moldova, Europe
Printed at: see last page
ISBN: 978-620-7-67707-8

LISTA DE CONTEÚDOS

DEDICAÇÃO....

Ao maior profeta

MUHAMMED

e

o seu agregado familiar

Reconhecimento

Antes de tudo, tenho de reconhecer que *Deus, o* mais misericordioso, o mais gracioso, é o responsável pela conclusão desta obra. Sem a bênção de *Deus*, o trabalho não termina.

Gostaria de manifestar o meu profundo respeito, apreço e gratidão aos meus supervisores *Assis. Professor Dr. Hussain A. Jawad*, Diretor do Instituto de Laser para Estudos de Pós-graduação e *Consultor Dr. Ayad M. Ismail*, Chefe do Departamento de Cirurgia Maxilofacial do Hospital de Cirurgias Especializadas, pelo seu apoio, ajuda, orientação científica e encorajamento durante o estudo.

Os meus agradecimentos ao *Professor Dr. Khaleel I. Hajim* pelo seu apoio e ajuda científica.

Os meus agradecimentos especiais ao *Professor Dr. Nazar G. Al- Talabani*, diretor da Faculdade de Medicina Dentária da Universidade de Bagdade, pela sua atenção e apoio.

Gostaria de expressar os meus agradecimentos e respeito ao Prof. *Professor Dr. Bashar Hamid* pela sua ajuda e cooperação durante o estudo experimental, especialmente no exame histológico.

O meu agradecimento especial ao pessoal do departamento de aplicações médicas pelo apoio científico e pela ajuda durante todo o estudo, em especial à *Miss Layla*.

Gostaria de expressar os meus agradecimentos e apreço a todo o pessoal do departamento de cirurgia maxilofacial pelo seu amável apoio e cooperação ao longo do estudo clínico.

Por último, apresento o meu reconhecimento, apreço e agradecimento à minha família, especialmente à pessoa mais querida do meu coração, a minha *mãe,* pela sua paciência, encorajamento e bondade para comigo ao longo da minha vida.

AMMAR S. Al-ALAWI

Resumo

O objetivo deste estudo é avaliar a eficácia do laser de díodo de fluxo contínuo na cicatrização de feridas em tecidos moles. O presente estudo inclui partes experimentais e clínicas.

O estudo experimental foi efectuado em sete coelhos saudáveis de raça local. Foram efectuadas quatro incisões em cada lado da superfície dorsal de cada coelho. As feridas do lado direito foram irradiadas com laser de díodo de baixo nível, enquanto as feridas do lado esquerdo foram deixadas sem irradiação como controlo. Os animais foram divididos em dois grupos de acordo com os parâmetros do laser:

1- O grupo A inclui três coelhos e as feridas foram irradiadas com uma densidade de potência de 1,25 W/cm^2 , com um tempo de exposição de 20 segundos.

2-O Grupo B inclui quatro coelhos e as feridas foram irradiadas com uma densidade de potência de 1W/cm^2 , com um tempo de exposição de 50 segundos.

Foram colhidas amostras histológicas aos 2nd , 3rd , 5th e 7th dias para exame microscópico e foram avaliadas a infiltração de células inflamatórias e a espessura da camada de células epiteliais.

Os resultados mostram uma redução óbvia da infiltração de células inflamatórias, mais fibrose e mais epitelização na ferida tratada com laser em comparação com a ferida de controlo. A análise estatística mostrou uma diferença significativa entre os dois grupos de acordo com a infiltração de células inflamatórias e a reepitelização.

Foi efectuado um estudo clínico em 20 doentes, 10 do sexo masculino e 10 do sexo feminino, com idades compreendidas entre os 5 e os 75 anos, com lesões orais e maxilofaciais. Após a intervenção cirúrgica, as feridas foram divididas em duas partes, uma parte foi irradiada por 1,25 W/cm^2 ,50 seg. laser de diodo de baixo nível. A outra parte foi deixada como controlo.

O edema, a vermelhidão e a deiscência da ferida foram avaliados subjetivamente aos 2nd e 5th dias.

A observação clínica revelou uma redução óbvia do edema e uma ligeira diferença na vermelhidão e na deiscência da ferida no pós-operatório. Surgiu uma cicatriz mais fina na ferida tratada com laser, em comparação com a cicatriz larga na ferida de controlo.

Lista de abreviaturas

ECM	Extracellular matrix
EGF	Epidermal growth factor
FGF	Fibroblast growth factor
IL-1	Interleukin-1
LILT	Low Intensity Laser Therapy
LLLT	Low Level Laser Therapy
PDGF	Platelet derived growth factor
TGF- α	Transforming growth factor –alpha
TGF-β	Transforming growth factor- beta
TNF	Tumor Necrosis Factor
λ	Wavelength
V	Frequency
m	Meter
s	Second
nm	Nanometer
h	Planks constant
CW	Continuous mode
μ	Micrometer
W	Watt
C	Speed of light

Capítulo I Introdução e conceitos básicos

1.1 Introdução

A cicatrização de feridas é um processo fisiológico complexo, com várias etapas, que inclui um número de fases que se seguem à lesão, incluindo a fase inflamatória, a fase proliferativa e a fase de remodelação, e que depende da integração e coordenação de muitos elementos celulares e humorais (**Brown, 1998**).

Em qualquer intervenção cirúrgica electiva, existe uma ferida para obter acesso para tratar ou remover a patologia subjacente, enquanto na cirurgia do trauma, a ferida é a patologia primária (**Coleman, 2000**).

Quando os bordos da ferida estão sobrepostos, a cicatrização processa-se rapidamente até ao encerramento e a ferida é cicatrizada por primeira intenção ou cicatrização primária; quando os bordos estão separados, há perda de tecido, o processo de cicatrização é mais lento e, neste caso, a ferida é cicatrizada por segunda intenção (**Coleman, 2000**).

No início de 1970, as feridas abertas tinham sido tratadas com laser, especialmente as úlceras crónicas que não respondiam a outros regimes de tratamento, tendo este trabalho demonstrado um sucesso considerável, dependendo do tipo de lesão (**Mester et al.,1985**).

A taxa de cicatrização de feridas pode ser aumentada através de muitas técnicas diferentes, como a sutura e diferentes tipos de medicamentos (**Simpson, 1960**).

A irradiação laser de baixa intensidade a partir da gama vermelha e infravermelha do espetro pode ser mais eficaz nas três fases sobrepostas da cicatrização de feridas. Com a terapia laser de baixa intensidade (LLLT), as lesões agudas foram rapidamente curadas e esta cicatrização pode ser induzida em lesões crónicas, como úlceras venosas, úlceras de pressão e úlceras diabéticas (**Dyson, 2003**).

A LLLT pode ser eficaz na aceleração da reparação óssea após uma fratura e proteger a função dos nervos periféricos e centrais após uma lesão (**Harris, 1988**).

Os efeitos clínicos da LLLT foram demonstrados pela aceleração da cicatrização de feridas, melhoria da microcirculação sanguínea e regeneração de tecidos (**Vladimirov et al, 2003**).

A bioestimulação parece ter um efeito a nível celular, aumentando a função celular e estimulando várias células (**Kawalec et al, 2004**).

A LLLT tem muitos efeitos diferentes nos tecidos biológicos, como o efeito anti-inflamatório, analgésico e anti-edematoso; taxas mais elevadas de síntese de ATP, ARN e ADN e, por conseguinte, melhor oxigenação e nutrição dos tecidos e aumento da absorção do fluido intersticial (**Takac e Stojanovic, 1998**)

1.2 Objetivo do estudo

1. Avaliar histopatologicamente a eficácia do laser de díodo de baixa intensidade na cicatrização de feridas cutâneas em modelo animal.

2. Avaliar a eficácia clínica do laser de díodo de baixa intensidade na cicatrização de feridas cutâneas nas regiões oral e maxilofacial em seres humanos, como observações clínicas.

1.3 Cicatrização de feridas

A cicatrização de feridas é um processo complexo, interativo e integrador que envolve a atividade celular e quimiotáctica, a libertação de mediadores químicos e a resposta vascular associada (**Baxter, 1993**).

A resolução da inflamação envolve a remoção de exsudados e células mortas por dissolução enzimática e fagocitose, sendo estes eventos seguidos de cicatrização. A substituição do tecido morto ou danificado por células derivadas de elementos do parênquima ou do tecido conjuntivo do tecido lesionado (**Madri, 1990**). Isto pode ser efectuado de duas formas:

A. Regeneração

Representa o processo pelo qual o tecido especializado perdido é substituído pela proliferação de células especializadas não danificadas circundantes. As células do corpo podem ser divididas em três grupos, de acordo com a sua capacidade de regeneração:

1. **Células lábeis:** - estas células continuam a multiplicar-se ao longo da vida, mesmo em condições fisiológicas normais, como as células epiteliais, a medula óssea e os gânglios linfáticos.

2. **Células estáveis: - diminuíram** ou perderam a capacidade de regeneração fisiológica na adolescência, mas mantêm a capacidade de proliferar ao longo da vida. Incluem as células parenquimatosas do fígado, pâncreas, rins, supra-renais e tiroide

3. **Células permanentes: -** estas células perdem a sua capacidade de proliferação por volta

da altura do nascimento, como os neurónios do sistema nervoso central (**Madri, 1990**).

B. Reparação pelo tecido conjuntivo

É a substituição do tecido perdido por tecidos de granulação que amadurecem para formar tecido cicatricial (**Walter e Talbot, 1996**).

Na inflamação necrotizante, ocorre a destruição dos tecidos com danos tanto no parênquima como no estroma. As tentativas de reparação dos danos nos tecidos ocorrem através da substituição de células parenquimatosas não regeneradas por tecido conjuntivo que, com o tempo, produz fibrose e cicatrizes. A cicatrização de feridas é um fenómeno complexo mas ordenado que envolve vários processos:- **a.** Indução de um processo inflamatório agudo pela lesão inicial. **b.** Regeneração de células parenquimatosas.

c. Migração e proliferação de células paranquimatosas e do tecido conjuntivo

d. Síntese de proteínas **da MEC**.

e. Remodelação do tecido conjuntivo e dos componentes paranquimatosos. **f.** Colagenização e aquisição de resistência da ferida.

1.3.1 Resposta inflamatória

A inflamação é a primeira fase da cicatrização de feridas. A resposta inflamatória é uma sequência complexa de acontecimentos que envolvem muitos dos químicos e células e ocorre quando o tecido é danificado.

Existem muitos agentes possíveis de lesão, como microrganismos, calor, frio, eletricidade, trauma mecânico, energia química ou radiante, mas a resposta inflamatória a todas as causas é semelhante.

A resposta inflamatória mobiliza as defesas do organismo, isola e destrói microrganismos e outros agentes lesivos e remove materiais estranhos e células danificadas para que a reparação dos tecidos possa prosseguir (**Seeley et al., 1998**).

Após uma lesão tecidular, ocorre agregação plaquetária e deposição de fibrina com formação de coágulos sanguíneos (**Whaley e Burt, 1992**). A coagulação e a ativação das plaquetas limitam a perda de sangue e, de um modo geral, são produtos biologicamente activos que convertem os fibroblastos e as células endoteliais em células reparadoras (**Sabiston e Kimlyerly, 1997**). As plaquetas activadas, o fator tecidular e as proteínas perivasculares iniciam a cascata de coagulação. As moléculas de fibrina estão localizadas na superfície das plaquetas agregadas para se ligarem e estabilizarem o tampão hemostático, sendo este coágulo a estrutura inicial para a cicatrização de feridas (**Brown, 1998**). A reparação pode ocorrer em qualquer altura, desde vinte e quatro horas após a lesão (**Cotran et al., 1999**).

O infiltrado de neutrófilos entra no local da ferida e elimina detritos celulares, sujidade e bactérias. Os monócitos infiltram-se mais tarde no local da ferida e diferenciam-se em macrófagos que são cruciais na orquestração da reparação dos tecidos. Segue-se um afluxo de macrófagos, células epiteliais e proliferação de fibroblastos (**Waley e Burt, 1992**), e as células endoteliais vasculares começam a proliferar para formar (em 3-5 dias) um tipo especializado de tecido chamado tecido de granulação. Este tecido tem um aspeto rosa, macio e granular na superfície da ferida. Histologicamente, é a formação de novos pequenos vasos sanguíneos (angiogénese) e a proliferação de fibroblastos.

O novo tecido de granulação é frequentemente edematoso devido à passagem de proteínas e glóbulos vermelhos para o espaço extra-vascular (**Cotran et al., 1999**). O epitélio lesado tem uma capacidade regenerativa que lhe permite restabelecer a sua integridade através da proliferação, migração e do processo conhecido como "inibição de contacto" (**Hupp, 2003**).

1.3.1.1 Mediadores químicos

São substancias quimicas que sao libertadas ou activadas no tecido e nos vasos sanguíneos adjacentes. Os mediadores incluem a histamina, as cininas, as prostaglandinas, os leucotrienos, o complemento e outros. Os mediadores químicos produzem vários efeitos

1. **Vasodialação**, que aumenta o fluxo sanguíneo e leva os fagócitos e outros leucócitos para a zona.

2. **Atração quimiotáctica dos fagócitos**, que deixam o sangue e entram nos tecidos.

3. **Aumentam a permeabilidade vascular,** permitindo que o fibrinogénio e o complemento entrem no tecido a partir do sangue (**Seeley et al., 1998**).

1.3.1.2 Cantos cardinais e sintomas de inflamação

A inflamação produz cinco sinais principais:

1. **A vermelhidão** é causada pela vasodilatação. A dilatação dos vasos sanguíneos é

benéfica porque aumenta a quantidade de fluxo sanguíneo.

2. Inchaço que resulta da acumulação de fluidos exsudados em consequência do aumento da permeabilidade vascular. As proteínas e outros materiais saem dos vasos sanguíneos para o tecido. A água segue as proteínas por osmose e o tecido incha, produzindo edema.

3. Calor a sensação de calor é atribuída ao rápido influxo de sangue relativamente quente através de vasos dilatados na área inflamada.

4. O edema doloroso aumenta a pressão no tecido, o que também pode estimular os neurónios e provocar a sensação de dor.

5. Perturbação da função

A dor, a destruição dos tecidos e a limitação dos movimentos resultante do edema contribuem para a perturbação da função **(Seeley et al., 1998)**.

1.3.2 Angiogénese

Também se designa por neovascularização, a proliferação de pequenos vasos sanguíneos e a proliferação de células endoteliais no interior de vasos pré-existentes no tecido conjuntivo circundante formam botões sólidos que desenvolvem um lúmen central **(Whaley e Burt, 1992)**. O desenvolvimento de novos vasos capilares durante a angiogénese requer uma série de etapas: -

1- Degradação proteolítica da membrana de base do vaso de origem para permitir a formação de um broto capilar.

2- Migração de células endoteliais para o estímulo angiogénico.

3- Proliferação de células endoteliais.

4- Maturação das células endoteliais que inclui a inibição do crescimento e a remodelação em tubos capilares **(Cotran et al., 1999)**.

A angiogénese pode ser desencadeada por qualquer um de vários estímulos (citocinas, factores tumorais, proteínas de coagulação, etc.), todos eles conduzindo a um ponto final semelhante - a revascularização **(Madri, 1990)**.

1.3.3 Fator de crescimento

São polipéptidos solúveis que são elaborados pelas células inflamatórias mesenquimatosas e hematogénicas envolvidas no processo de cicatrização. Desempenham um papel proeminente na regulação da cicatrização de feridas **(Sabiston e Kimlyerly, 1997).**

Alguns dos factores de crescimento actuam em vários tipos de células, enquanto outros têm alvos relativamente específicos. Os factores de crescimento também têm efeitos na locomoção das células, na contratilidade e nos efeitos de diferenciação que podem ser tão importantes para a reparação e cicatrização de feridas como os efeitos de promoção do crescimento **(Cotran et al., 1999).**

1.3.3.1   <u>Fator de crescimento epidérmico (EGF);-</u>

É um mitogénico para uma variedade de células epiteliais e fibroblastos, está amplamente distribuído nas secreções dos tecidos e em fluidos como o suor, a urina e a saliva. É também quimiotáctica para as células epiteliais e aumenta a secreção de colagenase pelos fibroblastos **(Cotran et al., 1999).**

1.3.3.2   <u>Fator de crescimento transformador -Alfa **(TGF-α);-**</u>

É libertada pelas células epiteliais em resposta a lesões e pode também ser libertada pelas plaquetas durante as fases iniciais da resposta, podendo estar envolvida na resposta do tecido conjuntivo ao estimular a proliferação dos fibroblastos e das células endoteliais **(Whaley e Burt, 1998).**

1.3.3.3   <u>Fator de crescimento derivado das plaquetas (PDGF)</u>

É armazenada nos grânulos das plaquetas e é libertada aquando da ativação das plaquetas. Também pode ser produzida por uma variedade de células como as células endoteliais, as células musculares lisas e os macrófagos activados **(Cotran et al., 1999).** É um mitogénio potente para as células musculares lisas e pode estimular a migração destas células para áreas de lesão, juntamente com neutrófilos, fibroblastos e macrófagos **(Sabiston e Kimlyerly, 1997).** Actua como um fator de competência para que o fator de crescimento epidérmico ou outro fator de crescimento possa induzir a divisão celular **(Walter e Talbot, 1996).**

1.3.3.4   <u>Fator de crescimento dos fibroblastos (FGF);-</u>

Trata-se de uma família de factores de crescimento dos quais o **FGF** ácido e o FGF básico são os mais proeminentes. São libertados pelas células endoteliais e pelos macrófagos **(Sabiston e Kimlyerly 1997)** e têm muitas funções:

a- Formação de novos vasos sanguíneos (angiogénese);- Tem a capacidade de induzir todos os passos necessários para a angiogénese.

b- Reparação de feridas: - Participa na migração de macrófagos, fibroblastos e células endoteliais para o tecido danificado.

c- Desenvolvimento: Desempenha um papel no desenvolvimento do músculo esquelético e na maturação dos pulmões.

d - Hematopoiese: É um desenvolvimento de células sanguíneas e desenvolvimento do estroma da medula óssea **(Cotran et al., 1999).**

1.3.3.5 Fator de crescimento transformador -Beta (TGF - β):-

Inclui três isoformas principais **(TGF- β -1, TGF- β -2, TGF- β -3)**. É produzido por plaquetas, células endoteliais, linfócitos e macrófagos **(Sabiston e Kimlyerly, 1997)**. É um potente mitogéneo para os fibroblastos e pode potenciar os efeitos de outros factores de crescimento. Também estimula a atividade dos fibroblastos para aumentar a sua síntese de proteínas da matriz extracelular. Também actua como um fator de crescimento negativo, controlando a regeneração nas respostas de cicatrização **(Whaley e Burt, 1992)**. Em geral, afecta todas as fases da cicatrização, incluindo a resposta inflamatória e a acumulação de matriz, e aumenta a angiogénese **(Brown, 1998)**.

1.3.3.6 Outros factores de crescimento

A. Interleucina -1 (IL-1):- É um quimiotático para os fibroblastos e estimula a formação de colagénio, bem como de colagenase **(Walter e Talbot, 1996)**.

B. Fator de necrose tumoral (TNF): é mitogénico para as células mesenquimatosas, incluindo os fibroblastos e as células endoteliais **(Whaley e Burt, 1992)**.

1.3.4 . Fibrose (Fibroplasia)

Há dois processos envolvidos na fibrose:-

A. Emigração e proliferação de fibroblastos.

B. Deposição de matriz extracelular por estas células

1.3.4.1 Emigração e proliferação de fibroblastos

A migração e a proliferação dos fibroblastos são desencadeadas por múltiplos factores de crescimento como o FGF, PDGF, TGF, IL-I e TNF (**Cotran et al., 1999**). A agregação de plaquetas é acompanhada pela libertação de factores de crescimento que estimulam a mitose nos fibroblastos e nas células musculares lisas e são importantes transdutores de sinal responsáveis pela migração de polimorfos e macrófagos para a ferida (**Walter e Talbot, 1996**). Os macrófagos são um componente celular importante do tecido de granulação, responsável pela limpeza de detritos extracelulares, fibrina e outros materiais estranhos e elaboram TGF-β, PDGF, EGF, FGF e, por conseguinte, promovem a proliferação e migração dos fibroblastos (**Brown, 1998**).

Se estiverem presentes os estímulos quimiotácticos adequados, os mastócitos, os eosinófilos e os linfócitos podem aumentar em número. Cada um destes pode contribuir direta ou indiretamente para a migração e proliferação dos fibroblastos (**Cotran et al., 1999**). Alguns dos fibroblastos envolvidos na cicatrização contêm miofibrilhas que se assemelham às das células musculares lisas. Há provas de que estes miofibroblastos, para além de produzirem proteínas da matriz, têm propriedades contrácteis e desempenham um papel na contração das feridas (**Whaley e Burt, 1992**).

1.3.4.2 Deposição de matriz extracelular

À medida que a reparação progride, o número de células endoteliais em proliferação e de fibroblastos diminui. Os fibroblastos tornam-se progressivamente mais sintéticos e depositam uma maior quantidade de MEC. A síntese de colagénio pelos fibroblastos é precoce (dia 3-5) e continua durante várias semanas, dependendo do tamanho da ferida. Existem muitos factores de crescimento que regulam a proliferação dos fibroblastos e estimulam o componente da MEC. A estrutura do tecido de granulação é convertida numa cicatriz composta por fibroblastos fusiformes, colagénio denso, fragmentos de tecido elástico e outra composição da MEC (**Cotran et al., 1999**).

1.3.5 Remodelação dos tecidos

A substituição do tecido de granulação por uma cicatriz envolve transições na composição da MEC. Alguns dos factores de crescimento que estimulam a síntese de colagénio e de outras moléculas do tecido conjuntivo também modulam a síntese e a ativação da metaloproteinase, uma enzima que serve para degradar estes componentes da MEC.

O resultado líquido da síntese versus degradação da MEC resulta na remodelação da estrutura do tecido conjuntivo, uma caraterística importante tanto da inflamação crónica como da reparação de feridas (**Cotran et al., 1999**). Nestas fases, muitas das fibras de colagénio aleatórias são destruídas à medida que são substituídas por novas fibras de colagénio, que são orientadas para resistir melhor às forças de tração na ferida (**Hupp, 2003**).

1.3.5.1 <u>Matriz extracelular e interação célula-matriz</u>

A matriz extracelular é um complexo de macromoléculas que não só fornece suporte estrutural aos tecidos, como também modula várias funções das células constituintes, tais como a proliferação, a diferenciação, o movimento e a ligação das células. Isto é conseguido através de interacções complexas célula-matriz que dependem da expressão de receptores da membrana celular que pertencem à família de receptores de integrina das moléculas de adesão (**Whaley e Burt, 1992**). A migração e a diferenciação celular são influenciadas pela matriz circundante. A presença de fibrina parece estimular a atividade dos fibroblastos, bem como a angiogénese (**Walter e Talbot, 1996**).

Existem muitos grupos de macromoléculas que estão fisicamente associadas para formar a MEC:-

A -Colagénio: É a proteína mais comum no mundo animal, fornecendo a estrutura extracelular para todos os organismos multicelulares (**Cotran et al., 1999**).Esta proteína é composta por estrutura helicoidal tripla formada por três cadeias proteicas (cadeia α) (**Sabiston e Kimlyerly, 1997**).

A hidroxiprolina e a hidroxilisina são os componentes importantes e característicos da molécula de colagénio (**Walter e Talbot, 1996**). Existem muitos tipos de colagénio, os tipos I, Ц, Ш são colagénio fibrilar e os tipos IV, V, VI são colagénio não fibrilar. A vitamina C é necessária para a hidroxilação do polipeptídeo de colagénio, um requisito que explica a cicatrização inadequada de feridas na deficiência de vitamina C (escorbuto) (**Cortan et al, 1999**).

As principais células envolvidas na síntese dos colagénios são os fibroblastos e as células relacionadas, como os osteoblastos. As moléculas de colagénio alinham-se para formar fibrilhas de colagénio, o que contribui para a resistência à tração das fibrilhas, que é reforçada pela reticulação de moléculas individuais de colagénio (**Whaley e Burt, 1992**). A quantidade de ligações cruzadas de colagénio é paralela ao aumento da resistência à tração do tecido em cicatrização (**Madri, 1990**). O colagénio é obviamente importante em todas as fases da cicatrização de feridas e é fundamental para o retorno da integridade e força do tecido (**Sabiston e Kimlyerly, 1997**).

B- <u>Elastina</u>

Esta proteína forma o núcleo central da fibra elástica; as suas moléculas estão extensivamente ligadas entre si. Quantidades substanciais de elastina são formadas nas paredes dos vasos sanguíneos, do útero, da pele e dos ligamentos. A capacidade de recuo destes tecidos é proporcionada pela fibra elástica (**Cotran et al., 1999**).

<u>Glicoproteína</u> estrutural C

Trata-se de proteínas estruturalmente diversas, cuja principal propriedade é a sua capacidade de se ligarem a outros componentes da MEC e a proteínas integrais específicas da membrana celular, ligando os componentes **da MEC** entre si e às células (**Cotran et al., 1999**).

1- <u>**Fibronectina**</u>: - Representa o tipo mais caracterizado e tem duas formas principais: a fibronectina plasmática e a fibronectina tecidular. Tem locais de ligação a outras proteínas da matriz, como o colagénio, e também a integrinas da superfície celular, actuando como uma ligação entre as células e a matriz para controlar a estrutura da matriz extracelular.

Tem também um local de ligação à fibrina. É produzido por fibroblastos, células endoteliais e monócitos. Actua como suporte para a migração celular e a deposição de colagénio.

2- <u>**Laminina;**</u> - É a glicoproteína mais abundante na membrana basal. Acredita-se que medeia a ligação da célula ao componente do tecido conjuntivo.

3- <u>**Integrina;**</u> - Constituem a principal família de receptores de superfície celular que medeiam a ligação celular à **MEC** e as bandas periódicas às **células** adjacentes (**Sabiston e Kimlyerly, 1997**).

D- <u>**Proteoglicanos e hialuronano**</u>

Constituem o terceiro tipo geral de componente da **MEC**. Os proteoglicanos são constituídos por um núcleo proteico ligado a um ou mais polissacáridos denominados glicosaminoglicanos, e são designados de acordo com a estrutura do seu principal dissacárido repetitivo, como o sulfato de heparano, o sulfato de condroitina e o sulfato de dermatano, e desempenham diversas funções na regulação da estrutura e da permeabilidade do tecido conjuntivo, podendo também ser proteínas integrais de membrana e, por conseguinte, moduladores do crescimento e da diferenciação celular **(Cotran et al., 1999)**.

O hialuronano encontra-se na MEC de muitas células; associa-se a receptores de superfície celular que regulam a proliferação e a migração das células, liga-se a uma grande quantidade de água formando um gel hidratado viscoso, que confere ao tecido conjuntivo uma pressão turva e uma capacidade de resistir a forças de compressão. Também se encontra na matriz da célula que é a migração e a proliferação, onde inibe a adesão célula-célula e facilita a migração celular **(Cotran et al., 1999)**.

1.3.6 Contração da ferida

A contração da ferida desempenha um papel benéfico na reparação da ferida. Durante esta fase, os bordos da ferida migram um para o outro **(Hupp, 2003)**. A rapidez da cicatrização da ferida depende da contração que começa alguns dias após a lesão e continua durante várias semanas. Alegou-se que a desidratação contribuía para isso, embora o principal fator fosse a contração, que resulta numa cicatrização muito mais rápida, porque apenas um quarto a um terço da quantidade de tecido destruído tem de ser substituído.

Se a contração for impedida, a cicatrização é lenta e forma-se uma cicatriz grande e feia. O mecanismo de contração que reside no tecido de granulação tem características que sugerem que os fibroblastos do tecido de granulação podem contrair-se **(Walter e Talbot, 1996)**. Os resultados globais indicam que os fibroblastos modificados (miofibroblastos) são responsáveis pelo processo de contração do tecido de granulação nas feridas em cicatrização. Em geral, a contração da ferida é benéfica porque uma área reduzida de tecido cicatricial cobre o defeito **(Madri, 1990)**.

1.3.7 Resistência da ferida

Quando as suturas são removidas, normalmente no final da primeira semana, a resistência da ferida é aproximadamente **10%** da resistência da pele não ferida, mas aumenta rapidamente nas quatro semanas seguintes **(Cotran et al., 1999)**.

Esta taxa de aumento abranda aproximadamente no terceiro mês após a incisão original e depois atinge um patamar de cerca de **(70 - 80%)** da resistência à tração da pele não ferida, que pode persistir durante toda a vida **(Cotran et al., 1999)**.

A resistência da ferida aumenta lentamente, mas não com a mesma magnitude de aumento que se observa durante a fase fibroblástica. A resistência da ferida nunca atinge mais de (80-85) % da resistência dos tecidos não lesionados (**Hupp, 2003**).

1.3.8 Tipos de cicatrização de feridas

A cicatrização de feridas pode ser classificada em dois tipos;

1.3.8.1 <u>Cura primária</u>

Cicatrização por primeira intenção ou primária (união primária ou ferida com bordos opostos). É a cicatrização de uma incisão cirúrgica limpa e não infetada, aproximada por suturas cirúrgicas (**Cotran et al., 1999**).

Quando é efectuada uma incisão na pele e no tecido subcutâneo, o sangue que escapa dos vasos cortados coagula na superfície da ferida e preenche o espaço entre os bordos da ferida, que é estreito. A fibrina contida no coágulo de sangue une as superfícies cortadas, enquanto o coágulo de sangue desidratado na superfície forma uma crosta que sela efetivamente a ferida. Os eventos que ocorrem no processo de cicatrização são os seguintes

a-Dentro de vinte e quatro horas, a margem da incisão está infiltrada por neutrófilos e monócitos e inchada por exsudados fluidos. O coágulo sanguíneo é digerido por enzimas lisossomais libertadas (**Madri, 1990; Whaley e Burt, 1992).**

b-Dentro de 24-48 horas; os esporões de células epiteliais dos bordos migram e crescem ao longo das margens cortadas da derme, depositando o componente da membrana basal à medida que se movem.

Fundem-se na linha média por baixo da crosta superficial, produzindo assim uma camada epitelial contínua mas fina.

c- Ao terceiro dia, os neutrófilos são substituídos por macrófagos. O tecido de granulação envolveu o espaço da incisão, as fibras de colagénio estao agora presentes na margem da incisão, a proliferação de células epiteliais continua, espessando a camada de cobertura epidérmica.

d. Ao quinto dia, o espaço da incisão está preenchido com tecido de granulação, a neovascularização é máxima, as fibrilas de colagénio tornam-se mais abundantes e começam a ligar a incisão, a epiderme recupera a sua espessura normal com queratinização superficial.

e. Durante a segunda semana, verifica-se uma acumulação contínua de colagénio e a proliferação de fibroblastos. Os infiltrados leucocitários, o edema e o aumento da vascularização desapareceram em grande parte. O aumento da acumulação de colagénio na cicatriz da incisão é acompanhado por uma regressão dos canais vasculares.

f. No final do primeiro mês, a cicatriz é constituída por um tecido conjuntivo celular desprovido de infiltrado inflamatório, coberto agora por uma epiderme intacta. Os apêndices dérmicos que foram destruídos perdem-se definitivamente.

A resistência à tração da ferida aumenta posteriormente e a área ferida demora meses a obter a sua resistência máxima **(Cotran et al., 1999)**.

Cada trato de sutura é uma ferida, com hemorragia, morte de células e lesão dos apêndices cutâneos, havendo uma ligeira reação inflamatória e proliferação de fibroblastos **(Whaley e Burt, 1992)**.

1.3.8.2 <u>Cura secundária</u>

Cicatrização por segunda intenção (feridas com bordos separados) ou por união secundária. Ocorre quando há uma perda extensa de tecido, seja por trauma direto, necrose inflamatória ou falha na aproximação dos bordos da ferida, estando presente um grande defeito que deve ser reparado. As diferenças entre a cicatrização por intenção primária ou secundária são quantitativas e não qualitativas e as alterações patológicas em ambas são muito semelhantes **(Walter e Talbot, 1996)**.

A cura secundária difere da cura primária em vários aspectos

1 - Os grandes defeitos tecidulares apresentam inicialmente fibrina e mais tecido necrótico e exsudados, devendo ser removidos.

2 - Forma-se uma quantidade muito maior de tecido de granulação.

3-O fenómeno de contração da ferida que ocorre em feridas de grande superfície. A contração tem sido atribuída à presença de fibroblastos alterados por miofibroblastos que possuem as características ultra-estruturais das células musculares lisas **(Cotran et al., 1999)**. O grau de contração passiva está relacionado com a tensão normal da pele e a contração ativa para trazer os bordos para o centro da ferida é provocada pelos miofibroblastos. O termo contratura é aplicado quando a cicatrização produz distorção ou limitação do movimento dos tecidos (**Whaley e Burt, 1992**).

1.4 Pele

A pele é um órgão extenso e mais pesado que cobre o exterior do corpo (**Steven e James, 1997**) e constitui 16% do peso corporal total. A pele desempenha muitas funções adicionais, incluindo a proteção contra ferimentos, a invasão bacteriana do meio ambiente (toque, temperatura e dor**), a** excreção pelas glândulas sudoríparas e a absorção da radiação ultravioleta do sol para a síntese de vitamina D (**Gartner e Hiatt, 2001**). A pele é composta por duas camadas principais, a epiderme e a derme. Para além destas duas camadas, a hipoderme é um tecido conjuntivo frouxo que contém uma almofada de tecido adiposo e que liga a pele frouxamente ao tecido subjacente e corresponde à fáscia superfacial (**Junqueira e Garneiro, 2003**).fig. (1.1).

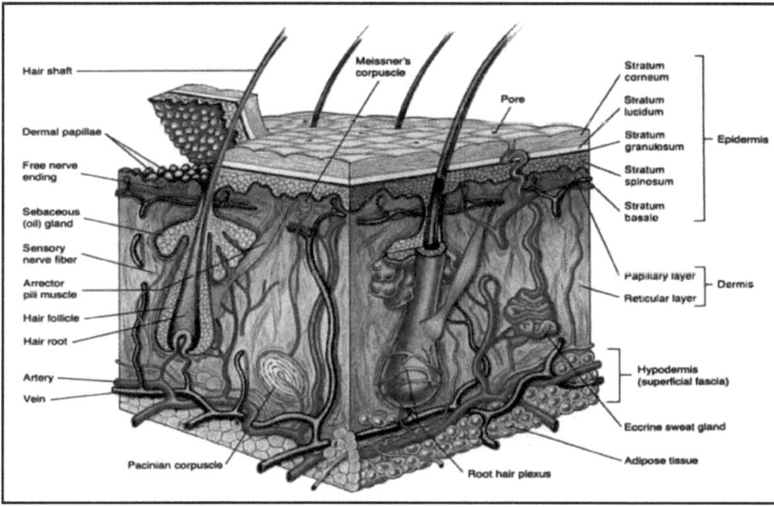

Figura (1-1) Componentes da pele

1.4.1 *Epiderme*

A epiderme é uma camada epitelial de origem ectodérmica e é a camada protetora da pele em contacto com o ambiente externo (**Steven e James, 1997**). É um epitélio estratificado escamoso queratinizado que é composto por quatro populações de células: queratinócitos, melanócitos, células de Langerhans e células de Merkel. Os queratinócitos formam a maior população e estão dispostos em cinco camadas reconhecíveis e outros tipos de células estão localizados entre os queratinócitos (**Gartner e Hiatt, 2001**). Da derme para fora, a epiderme é constituída por cinco camadas de células produtoras de queratina (queratinócitos): - estrato basal, estrato espinhoso, estrato granuloso, estrato lúcido e estrato córneo (**Junqueira e Garneiro, 2003**). Os melanócitos produzem pigmentos protectores, a melanina, e o pigmento castanho que confere vários tons de castanho à cor da pele (**Gartner e Hiatt, 2001**).

A melanina minimiza os danos nos tecidos provocados pela radiação ultravioleta e deriva do neuroectoderma, localizando-se na camada basal dos queratinócitos em contacto com a membrana basal (**Steven e James, 1997**). As células estreladas de Langerhans encontram-se principalmente no estrato espinhoso da epiderme e são macrófagos derivados da medula óssea, capazes de se ligar e apresentar antigénios aos linfócitos T (**Junqueira e Garneiro, 2003**). As células de Merkel são receptores sensoriais na epiderme e encontram-se na camada basal da epiderme (**Steven e James, 1997**).

1.4.2 *Derme*

A derme representa a camada de tecido conjuntivo de origem mesodérmica que suporta a epiderme e a liga ao tecido subcutâneo (hipoderme) (**Junqueira e Garneiro, 2003**).

A derme é composta por tecido conjuntivo colagénico denso e irregular que contém fibras de colagénio de tipo **I** e fibras elásticas (**Gartner e Hiatt, 2001**). Duas zonas distintas da derme podem normalmente ser identificadas como:

A- Derme papilar

Esta camada superficial da derme interdigita-se com a epiderme formando as cristas dérmicas (papilas) (**Gartner e Hiatt, 2001**). Contém menos colagénio e elastina e contém pequenos vasos sanguíneos de tamanho capilar, galhos finos, terminações nervosas (**Steven e James, 1997**), fibroblastos, macrófagos e mastócitos (**Gartner e Hiatt, 2001**).

B- Derme reticular

É mais espessa e composta por tecido conjuntivo denso irregular principalmente colagénio tipo I e glicosaminoglicano dermatan sulfato e contém rede de fibras do sistema elástico que é responsável pela elasticidade da pele (**Junqueira e Garneiro, 2003**), contém também fibroblastos, macrófagos, mastócitos e linfócitos (Gartner e **Hiatt, 2001**) dentro desta camada encontram-se os vasos sanguíneos, linfáticos e nervos da pele (**Steven e James,**

1997). A derme contém ainda derivados epidérmicos como os folículos pilosos, glândulas sudoríparas e sebáceas (**Junqueira e Garneiro, 2003**).

1.4.3 *Glândulas da pele*

A. Glândulas Sebáceas: - encontram-se em todo o corpo, inseridas na derme e na hipoderme, exceto nas palmas das mãos e nas plantas dos pés. O produto de secreção das glândulas sebáceas, o sebo, é uma mistura de colesterol e triglicéridos, semelhante a uma cera (**Gartner e Hiatt, 2001**).

B. Glândulas sudoríparas:-

Localizam-se na derme e hipoderme da pele, na maior parte do corpo. Existem dois tipos: glândulas sudoríparas écrinas e apócrinas (**Junqueira e Garneiro, 2003**).

1.5 *Mucosa oral*

Mucosa oral ou membrana oral, o termo é utilizado para descrever o revestimento húmido da cavidade oral. Nos lábios, a mucosa oral é contínua com a pele, uma camada de cobertura seca, e na faringe com o intestino oral. Assim, a mucosa oral situa-se anatomicamente entre a pele e a mucosa gastrointestinal.

1.5.1 Características clínicas

A mucosa oral é mais profundamente colorida, enquanto os tecidos normais e saudáveis são rosa pálido. Tem uma superfície húmida e a ausência de apêndices, quando se distingue da pele e tem menos dobras ou rugas e tende a ser mais suave e varia consideravelmente na sua firmeza e textura.

1.5.2 Função da Mucosa Oral

A mucosa oral tem várias funções e serve como protetor dos tecidos mais profundos da cavidade oral; outras funções podem ser atuar como órgão sensorial e local de atividade glandular e secreção.

A. Proteção;-

A mucosa oral protege e separa os tecidos e órgãos mais profundos da região oral do ambiente da cavidade oral. Apresenta uma série de adaptações do epitélio e do tecido conjuntivo para resistir às forças mecânicas (compressão, estiramento e cisalhamento) e às abrasões superficiais.

B. <u>Sensação:</u>

A função sensorial da mucosa oral é significativa porque fornece informações importantes e consideráveis sobre os acontecimentos no interior da cavidade oral. Os receptores na cavidade oral respondem à dor, ao tato e à temperatura **(Squier e Finkelstien, 2003)**.

C. <u>Secreção:-</u>

A saliva, que é produzida pelas glândulas salivares, é a principal secreção associada à mucosa oral. A saliva contribui para a manutenção de uma superfície húmida **(Squier e Finkelstien, 2003)**. As glândulas salivares maiores têm um sistema de ductos que se inicia nas terminações secretoras e se estende até à cavidade oral. As glândulas salivares minor têm um papel importante na proteção e humidificação da mucosa oral **(Hand, 2003).**

1.5.3 <u>Estrutura</u>

A estrutura do epitélio escamoso estratificado da mucosa oral varia desde a mucosa de revestimento não queratinizada das verificações, lábios, palato mole até ao epitélio queratinizado que cobre o palato e as cristas alveolares **(Avery, 1992)**. A estrutura da mucosa oral apresenta uma variação considerável nas diferentes regiões da cavidade oral. Assim, a mucosa oral pode ser dividida em três tipos principais, de acordo com a sua função primária **(Bhaskar, 1991)**

1.5.3.1 Mucosa mastigatória

Representa **25%** da mucosa oral, é queratinizada e constituída pela gengiva e pelo palato duro, tende a estar ligada ao mucoperiósteo do osso e não se distende e é constituída por múltiplas camadas de células epiteliais localizadas na derme ou na camada da lâmina própria que contém glândulas salivares menores serosas, mucosas ou mistas, vasos sanguíneos e terminações nervosas e é assim denominada porque entra em contacto primário com os alimentos durante a mastigação **(Avery, 1992)**.

1.5.3.2 Mucosa de revestimento

Representa **60%** da mucosa oral, é macia, maleável e não queratinizada e cobre o pavimento da boca e reveste as bochechas, os lábios e o palato mole, estendendo-se em profundidade desde a derme subjacente até à superfície livre das bochechas e do pavimento da boca **(Bhaskar, 1991)**.

A mucosa de revestimento está fixada à fáscia, quer cubra o músculo, como nos lábios, nas bochechas e na parte inferior da língua, e nestas regiões é altamente elástica. Estas características permitem que a mucosa mantenha uma superfície relativamente lisa durante o movimento muscular **(Bhaskar, 1991)**.

1.5.3.3 Mucosa especializada

Cobre o dorso ou a superfície superior da língua (dois terços anteriores) e representa 15% da mucosa oral. Na parte anterior da língua, encontram-se numerosas papilas de ponta fina e em forma de cone. Estas projecções são papilas filiformes e não contêm papilas gustativas. Entre as papilas filiformes encontram-se as papilas fungiformes isoladas, que contêm algumas papilas gustativas. Um terceiro tipo de papila é a papila circunvalada, que se situa entre o corpo e a base da língua e contém papilas gustativas **(Bhaskar, 1991)**.

Nas faces lateral e posterior da língua existem sulcos verticais que também contêm papilas gustativas, denominadas papilas foliáceas. As papilas gustativas são pequenos corpos em forma de barril e estes órgãos dos sentidos discretos contêm o sentido químico da prova. Geralmente estão associadas às papilas e algumas estão distribuídas no palato mole, na epiglote, na laringe e na faringe **(Avery, 1992)**.

1.5.4 Composição da Mucosa Oral

A estrutura da mucosa oral é composta por duas camadas, o epitélio e o tecido conjuntivo. A componente de tecido conjuntivo da mucosa oral é designada por lâmina própria. As partes comparáveis da pele são conhecidas por epiderme e derme **(Bhaskar, 1991)**.A mucosa oral não tem muscularis mucosa e existe uma camada de tecido conjuntivo glandular ou adiposo frouxo que contém os principais vasos sanguíneos e nervos que irrigam a mucosa e separam a mucosa do osso ou do músculo subjacente (fig. 1.2).

1.5.4.1 Epitélio

O epitélio da mucosa oral é do tipo escamoso estratificado, a caraterística comum de todas as células do epitélio é a presença de filamentos intermédios de queratina como componente do seu citoesqueleto.

Tem quatro camadas de células membranares, basal, espinhosa, granular e cornificada. As papilas de tecido conjuntivo sobressaem em direção ao epitélio, transportando vasos sanguíneos e nervos. O epitélio não contém vasos sanguíneos. O epitélio, por sua vez, é formado por cristas que se projetam em direção à lâmina própria; essas cristas são chamadas de cristas epiteliais.

O epitélio oral é uma barreira impermeável de muitas funções. Dependendo da espessura da barreira epitelial, existe uma diferença de permeabilidade entre regiões. O pavimento da boca é mais permeável do que outras zonas.

Não-queratinócitos no epitélio oral

O epitélio oral contém células claras que são diferentes das células epiteliais, como os melanócitos, as células de Langerhans, as células de Merkel e as células inflamatórias.

1. Melanócitos

A melanina é produzida por células pigmentadas especializadas, denominadas melanócitos, situadas na camada basal do epitélio oral e da epiderme. A melanina é considerada um pigmento endógeno que contribui para a cor da mucosa oral. Esta pigmentação aparece maioritariamente na gengiva, mucosa bucal, palato duro e língua.

2. Células de Langerhan s[t]

Estas células aparecem no epitélio ao mesmo tempo que os melanócitos. As células de Langerhans têm uma função imunológica, reconhecendo e processando material antigénico que entra no epitélio a partir do ambiente externo (**Squier e Finkelstien, 2003**).

3. Células de Merkel

As células de Merkel situam-se na camada basal do epitélio oral e, por vezes, estão adjacentes a uma fibra nervosa associada à célula. Os dados neurofisiológicos sugerem que as células de Merkel são sensoriais e respondem ao tato.

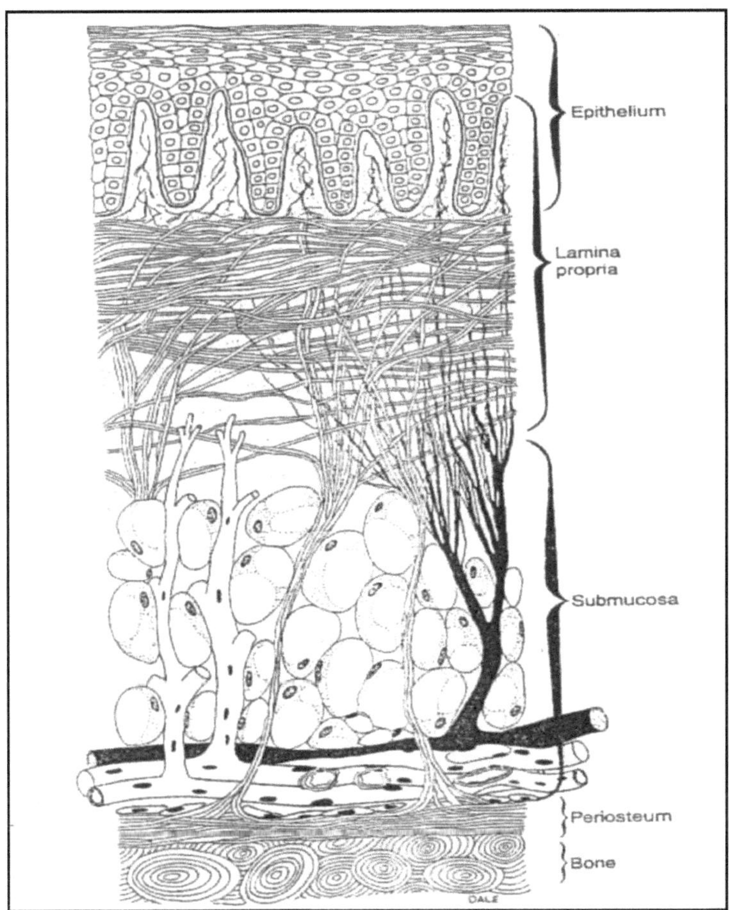

Figura (1-2) Principais componentes tecidulares da mucosa oral (Squier e Finkelstien, 2003).

4. células inflamatórias

As células inflamatórias mais comuns observadas são os linfócitos que estão associados às células de Langerhans. Outras células inflamatórias são comuns no epitélio oral e podem ser consideradas como um componente normal da população de não queratinócitos.

Os queratinócitos produzem citocinas que modulam a função das células de Langerhans. As células de Langerhans podem produzir citocinas como a interleucina-1, que pode ativar os linfócitos T, de modo a que sejam capazes de responder a desafios antigénicos **(Squier e Finkelstien, 2003).**

1.5.4.2 Lâmina própria

É a camada de tecido conjuntivo imediatamente abaixo do epitélio. Divide-se em duas partes, papilar e reticular. Na camada papilar, o tecido conjuntivo estende-se em bolsas no epitélio. Isto aumenta a superfície do epitélio para contacto com o fornecimento vascular e os nervos.

As fibras de colagénio nesta camada são finas e estão dispostas de forma solta. A camada reticular contém plexos mais profundos de vasos e nervos suportados por tecido conjuntivo (**Avery, 1992**). Esta camada tem fibras de colagénio dispostas em feixes espessos. A lâmina própria pode ligar-se ao periósteo do osso alveolar, ou pode sobrepor-se à submucosa. Este estroma de tecido conjuntivo é constituído por delicadas fibras colagénicas e elásticas e projecta-se como papilas no epitélio liso sobrejacente, sendo constituído por células, dos seus elementos constituintes (**Bradbury, 1976**; **Bhaskar, 1991**).

A. Células: - A lâmina própria contém várias células diferentes que estão listadas na tabela (1-1).

B. Fibras e substâncias moídas

Os principais tipos de fibras da matriz intercelular da lâmina própria são o colagénio e a elastina, que se encontram embebidos juntamente com a fibronectina numa substância fundamental composta por glicosaminoglicanos e proteínas derivadas do soro. As substâncias de base da lâmina própria são constituídas por complexos heterogéneos de proteínas e hidratos de carbono permeados pelo fluido tecidular, que podem ser subdivididos em dois grupos distintos: proteoglicanos e glicoproteínas.

1.5.4.3 Submucosa

É constituído por tecido conjuntivo de espessura e densidade variáveis. Fixa a membrana mucosa à estrutura subjacente. Também estão presentes glândulas, vasos sanguíneos, nervos e tecido adiposo (**Bhaskar, 1991**). Os plexos nervosos sensoriais derivados do nervo trigémeo estão presentes na sub-mucosa (**Bradbury, 1976**).

Tabela (1- 1) Tipo de células na lâmina própria da mucosa oral (Squier e Finkelstien, 2003).

Tipo de célula	Função	Distribuição

Fibroblastos	Secreção de fibras e substância triturada	Ao longo da lâmina prop
Histiócito	Precursor residente do macrófago funcional	Ao longo da lâmina prop
Macrófago	Fagocitose, incluindo o processamento de antigénios.	Zonas de inflamação no peito.
Mastócito	Secreção de certos mediadores inflamatórios e agentes vasoactivos (histamina, heparina, serotonina).	Ao longo da lâmina pro] frequentemente subepitelial.
Polimorfonucleares leucócito(neutrófilo)	Fagocitose e morte celular.	Áreas de inflamação aguda na lâmina própria estão presentes no epitélio
Linfócito	Alguns linfócitos participam na resposta imunitária humoral ou mediada por células.	Áreas de inflamação aguda e crónica.
Célula plasmática	Síntese de imunoglobulinas.	Áreas de inflamação aguda e crónica, perivascularmente.
Célula endotelial	Revestimento dos canais sanguíneos e linfáticos.	Revestimento da cadeia vascular em toda a lâmina

1.6 Princípios do laser

A radiação electromagnética é uma forma fundamental de energia que exibe tanto propriedades de onda como de partícula. O modelo ondulatório é útil para descrever a propagação e a sobreposição de ondas (difração e interferência). O modelo de partículas é útil para a descrição da emissão, absorção e dispersão da luz (**Fitzpatrick e Goldman, 2000**).

No modelo ondulatório, uma onda é um processo periódico que oscila temporal e espacialmente, caracterizado por um comprimento de onda (λ) e uma frequência (V). A velocidade de propagação (C) de uma onda é dada por $C = \lambda V$.

A velocidade de propagação (C) para ondas que viajam no vácuo é $C=3X10^8$ m/s. Para o modelo de partículas, a luz é absorvida ou emitida num fluxo de partículas quânticas ou quanta chamado fotão. A energia quântica de um fotão é definida pelo E_{pholon}^{hv} .

Onde V é a frequência da luz, h é uma constante universal chamada constante de Plank que é igual a $6,63x10\text{-}^{34}$ J.s (Joule .segundos) (**Waidelich, 1997).**

Os comprimentos de onda mais longos do espetro eletromagnético produzem menos energia e incluem o infravermelho, as micro-ondas e as ondas de rádio. Os comprimentos de onda mais curtos têm maior energia e incluem o ultravioleta, os raios X e a radiação gama (**Catone e Alling, 1997**).

No sistema laser, o meio laser é um conjunto de átomos e este sistema atómico é constituído por diferentes níveis de energia. Um átomo isolado, livre de influências externas, estará no estado fundamental, o que significa que tem a menor quantidade de energia. Quando o sistema atómico é exposto à radiação electromagnética, os átomos podem absorver comprimentos de onda discretos (**Kandela, 1990**). Esta energia absorvida pode ser eléctrica, térmica ou luminosa e é a chamada energia de bombeamento, e os átomos fazem a transição de um estado de repouso ou de terra para um estado superior (estado excitado) (**Keye, 1990**).

Os átomos excitados, que têm excesso de energia, não podem continuar por muito tempo e, normalmente, tendem a regressar (decair) a um estado de energia mais baixo (estado fundamental) através da libertação ou emissão de energia, este processo é designado por emissão espontânea. A energia emitida é igual à diferença de energia entre o estado excitado e o estado fundamental e este processo ocorre de forma espontânea e aleatória (**Catone e Alling, 1997**).

Se o átomo num estado metaestável encontrar um fotão de um determinado comprimento de onda, o átomo é estimulado a ceder a sua energia e o fotão estimulante continua a propagar-se. O resultado do processo de emissão estimulada é que um fotão interage com o sistema atómico e surgem dois fotões com o mesmo comprimento de onda, que se movem em fase no espaço e no tempo (**Kandela, 1990**). A emissão estimulada resulta numa amplificação da luz e esta é a origem do acrónimo LASER. Amplificação da luz por emissão estimulada de radiação.

A qualquer temperatura, a maioria dos átomos estará no estado fundamental num determinado instante e a população de cada estado de maior energia será menor do que a de qualquer um dos estados de energia. Esta é a chamada distribuição normal da população.

Quando o número de átomos num estado excitado é superior ao número de átomos num estado de energia inferior, chama-se inversão de população. O laser pode ser produzido por emissão estimulada quando está presente uma inversão de população. Esta é uma das condições básicas que deve existir num sistema laser (*Introdução ao laser, CORD' s*).

1.6.1 Elementos *do sistema laser*

Os componentes fundamentais de um sistema laser, necessários para produzir luz coerente, incluem o meio ativo ou de lasing, uma fonte de excitação ou de bombagem e uma cavidade ótica ou ressoador (**Keye, 1990**).

A- Lasing ou meio ativo

O meio ativo pode ser de quatro tipos: estado sólido, gás, líquido e junção entre duas placas de materiais semicondutores.

A composição do meio de iluminação determina o comprimento de onda de saída e o nome do laser específico e é um conjunto de átomos ou moléculas que podem ser excitados para um estado de população invertida (**Pennino, 1988; Keye, 1990**).

B- Fonte de excitação ou de bombagem

Trata-se de uma fonte de energia que excita ou bombeia os átomos do meio ativo de um estado de energia inferior para um estado de energia superior, a fim de criar uma inversão de população (*Introdução ao laser, CORD' s*). A energia de bombeamento é frequentemente eléctrica (uma corrente eléctrica que flui através do meio), como no laser de gás e no laser de semicondutores, ou ótica (lâmpadas de xénon ou de crípton e mesmo outro laser (o laser de árgon pode ser utilizado como fonte de bombeamento para o laser de corante bombeado) (**Pennino, 1988; Wright e Fisher, 1993**).

C- Ressonador ótico

A cavidade ótica ou ressoador do laser é geralmente constituída por dois espelhos entre os quais se encontra o meio ativo (**Fowles, 1975**). Os espelhos são colocados em cada extremidade da cavidade do laser, que consiste num cilindro. Um destes espelhos é geralmente totalmente refletor e o outro espelho é parcialmente refletor. Estes dois espelhos reflectem a luz coerente no interior da cavidade ótica para trás e para a frente. O espelho parcialmente transmissor permite que alguma luz coerente seja transmitida através dele como comprimento de onda do laser (**Catone e Alling, 1997**).

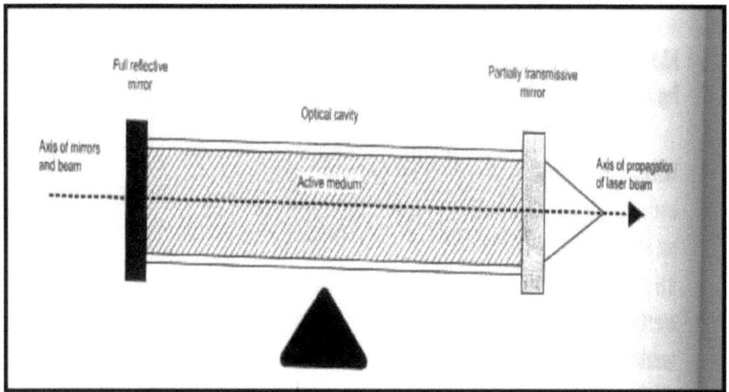

Figura (1-3) Componentes básicos do sistema de laser (Mueller, 2001).

1.6.2 Propriedades da luz laser

Existem várias propriedades importantes da luz laser que não se encontram na luz de qualquer outra fonte. Estas propriedades únicas da luz laser que a tornam útil para cirurgia são a monocromaticidade, a coerência e a direccionalidade.

1-Monocromaticidade

A monocromaticidade é uma propriedade única da luz laser, o que significa que consiste em luz com quase um único comprimento de onda. Na luz de um laser real, existe sempre uma pequena dispersão do comprimento de onda. Diz-se que é quase monocromática ou quase monocromática. Toda a radiação é emitida em comprimentos de onda discretos e de banda estreita. Por conseguinte, em medicina, é ideal para utilização quando existem comprimentos de onda óptimos para o efeito desejado, como a absorção pela hemoglobina (**Moseley, 1988**). O laser proporciona a maior pureza espetral de todas as fontes de luz conhecidas (**Wright e Fisher, 1993**).

2-Coerência

Coerência significa que as ondas electromagnéticas dos raios de luz estão em fase umas com as outras, tanto no espaço como no tempo. A natureza coerente da radiação laser deriva da sua geração por emissão estimulada, o que significa que o fotão emitido está exatamente em fase com o fotão estimulante (**Moseley, 1988**). Existem dois tipos de coerência: espacial e temporal (**Catone e Alling, 1997).**

A coerência espacial significa que as cristas e as depressões de todas as ondas coincidem ao longo de linhas perpendiculares aos raios. A coerência temporal significa que a frequência, o comprimento de onda e a velocidade de deslocação são todos constantes (**Wright e Fisher, 1993**). A coerência é a propriedade mais fundamental da luz e distingue-a da luz proveniente de outras fontes. Assim, um laser pode ser definido como uma fonte de luz coerente.

3- Direccionalidade

O feixe laser pode percorrer distâncias consideráveis com pouca divergência em relação ao paralelismo (**Catone e Alling, 1997**). É uma caraterística da luz laser que a faz viajar numa única direção dentro de um estreito cone de divergência. Os raios de luz são paralelos entre si e permitem captar toda a luz emitida pelo laser. O feixe laser é mais altamente colimado, havendo muito pouca divergência do feixe. Assim, é mais direcional do que a luz de qualquer fonte convencional.

1.6.3 Tipos de lasers

Os lasers podem ser classificados de acordo com o tipo de meio ativo, o mecanismo de excitação ou a duração da saída do laser (***Introduction to laser, CORD'* s**). Um laser é normalmente designado pelo nome do seu meio ativo, a substância que apresenta a ação de lasing (**Absten e Joffe, 1993**).

A- Laser de estado sólido

Os materiais envolvidos na produção de uma cascata de fotões deste tipo são sólidos. Os lasers de estado sólido são os lasers de rubi, Nd:YAG, Nd:vidro, Ho: YAG, Alexanderite e Ti : safira. Os lasers de estado sólido são bombeados opticamente por uma lâmpada de xénon ou por uma lâmpada de arco de crípton (**Saunders et al., 1980; Muncheryan, 1983**).

B- Laser de gás

Este tipo de laser utiliza um gás ou uma mistura de gases como meio ativo. O laser de gás produz um feixe de luz coerente através de uma descarga eléctrica numa cavidade laser ou numa câmara de gás. O laser de gás pode funcionar em modo contínuo (cw) ou pulsado. Lasers de gás como os de hélio-néon (He-Ne) 632,8 nm), Co2 (10 600 nm), laser de azoto

(337 nm) e laser de excímero.

C- **Laser líquido**

Os lasers de corantes, designados lasers de corantes orgânicos, são produzidos em meio ativo líquido. A fonte de luz para o bombeamento ótico é uma lâmpada de flash, um laser de iões de árgon ou crípton, um laser de azoto e um laser de Nd:YAG. Alguns corantes funcionam em modo pulsante e outros em modo contínuo. A saída dos lasers de corantes pode ser sintonizada numa gama que vai do ultravioleta ao infravermelho próximo (**Muncheryan, 1983; Shimoda, 1984**).

D- **Laser de semicondutores**

Os lasers de semicondutores são dispositivos laser pequenos e eficientes e podem funcionar em comprimentos de onda de 0,6 a 1,55 µm, dependendo do meio laser. Todos os lasers de semicondutores funcionam através da passagem de corrente eléctrica pelo meio laser (**Sillvast, 1999**). O laser de díodo semicondutor consiste simplesmente numa junção p no cristal adotado de um semicondutor adequado, como o arsenieto.

Quando é aplicada uma polarização de corrente de avanço ao díodo, os electrões são injectados no lado p da junção e os buracos são injectados no lado n.

A recombinação do buraco e do elemento dentro dos electrões na região da junção resulta em radiação de recombinação. Pode obter-se uma inversão de população entre os níveis de electrões e de buracos se a densidade da corrente de junção for suficientemente grande, podendo ocorrer emissão estimulada e obter-se uma ação laser (**Fowles, 1975**). Os tipos de díodos laser são o arsenieto de gálio (Ga Ar), o arsenieto de gálio e alumínio (GaAlAs), o fosfato de gálio e alumínio (GaAlp) e o arsenieto de gálio e índio e alumínio (GaInAlAs).

O sistema de aplicação do laser é uma peça de mão flexível de fibra ótica de quartzo. O feixe de laser de díodo pode ser absorvido pela pigmentação nos tecidos moles e esta propriedade torna-o num excelente agente hemostático. Para utilização dentária, a potência de saída é de cerca de 2-10 watts e pode ser de modo pulsado ou contínuo. As unidades de baixa potência são utilizadas como fotocoagulantes oftálmicos ou para terapia laser de baixa intensidade (LLLT) e em procedimentos de depilação (*Research,Science, 2002*)

Os lasers de díodo são pouco absorvidos pela estrutura dentária e são excelentes para a cirurgia de tecidos moles, como o corte e a coagulação de tecidos moles e a curetagem de tecidos (**Coluzzi, 2001**). A fluorescência induzida pelo laser de díodo de 655 nm é utilizada para a deteção de cálculos subgengivais (**Folwaczny et al., 2002**). **1.6.4 *Segurança do* laser**

Os lasers têm um risco definido, pelo que são capazes de causar danos graves nos tecidos. O perigo da radiação laser está inteiramente contido num feixe estreitamente definido. Na cirurgia e nalgumas aplicações biomédicas, o laser pode representar riscos potenciais tanto para o doente como para o pessoal que opera o laser. Os perigos da reflexão do laser são a principal preocupação em termos de segurança da radiação laser (**Sliney, 1983**).

1.6.4.1 Efeitos fisiológicos

As estruturas do corpo humano mais afectadas pela radiação laser são a retina, a córnea e a pele do doente ou do operador do laser. A- Efeito no olho

O órgão-alvo das lesões provocadas pelo laser é o olho (**Moseley, 1988**). A exposição máxima admissível da radiação laser ao olho depende do comprimento de onda e da transmissão espetral do olho. A retina é danificada pela exposição à energia laser entre 400 e 1400 nm na região do comprimento de onda. A transmissão na parte anterior do olho (córnea, humor aquoso e cristalino) é mais elevada na gama espetral entre 400 e 700 nm. Em comprimentos de onda superiores a 700 nm, há uma certa absorção da radiação laser antes de esta atingir a retina.

A absorção da radiação laser, cujo comprimento de onda é superior a 1400 nm, ocorre na córnea e no humor aquoso. Na radiação ultravioleta, a absorção ocorre completamente pela córnea (**Koechner, 1999**). A radiação laser visível e infravermelha incide na retina e provoca um aquecimento local, podendo queimar o epitélio pigmentado e os bastonetes e cones sensíveis à luz adjacentes, com perda de visão que pode ser temporária ou permanente (**Carruth, 1983**).

B- Efeito sobre a pele

O laser de alta potência pode provocar queimaduras na pele e o efeito da radiação laser na pele depende tanto do comprimento de onda como da pigmentação da pele. Na gama do espetro visível, a pele pode refletir grande parte da radiação, enquanto na região dos infravermelhos a pele se torna altamente absorvente (**Ready, 1997**). As lesões provocadas pelo laser na pele podem ser muito menos graves do que nos olhos (**Moseley, 1988**).

C- Outros riscos

A fonte de alimentação e o equipamento elétrico associado do laser podem provocar choques e queimaduras e levar à eletrocussão (**Koechner, 1999**).

O substrato venenoso ou corrosivo utilizado no laser e os possíveis agentes cancerígenos utilizados no laser de corante.

1.6.4.2 Fator de segurança do laser

Existem algumas precauções importantes que devem ser tomadas aquando da utilização do laser. Estas precauções aplicam-se à sua utilização na cavidade oral, bem como em qualquer outro local da cabeça e do pescoço

I-Um dos principais perigos da utilização do laser é a ignição do tubo endotraqueal. Para evitar este perigo, é necessário utilizar um tubo metálico ou um tubo de borracha Rusch envolvido em folha de alumínio. Evitar a utilização de óxido nitroso é uma medida de segurança adicional, uma vez que este é considerado um gás anestésico combustível.

2- A proteção dos olhos é uma consideração de segurança importante. Isto inclui a proteção dos olhos do doente, do cirurgião e do pessoal cirúrgico, fazendo com que cada pessoa use óculos de proteção. São colocadas almofadas oculares embebidas em soro fisiológico no doente e, em seguida, são colocadas lentes de proteção sobre as almofadas.

3- A pele do rosto também é tida em conta nesta precaução, colocando uma toalha sobre o rosto do doente. O trabalho na cavidade oral, os lábios e o nariz também devem ser protegidos. Os dentes são cobertos com esponjas embebidas em soro fisiológico para evitar queimaduras no esmalte dos dentes (**Muncheryan, 1983**).

4- O pessoal da sala de operações não deve olhar diretamente para a fonte de luz laser ou para a luz laser dispersa por qualquer superfície reflectora (**Koechner, 1999**).

5- Devem ser colocados sinais de aviso nas portas à entrada do bloco operatório.

1.6.4.3 Norma de segurança do laser

A norma de segurança laser publicada pelo American National Standards Institute (ANSI) em 1993, DIN EN 60825-1, define classes de laser com base em parâmetros físicos como a potência de saída, o comprimento de onda e o modo de funcionamento (pulsado ou contínuo).

Os lasers de classe I 1 têm uma potência de saída muito baixa e são seguros. Os lasers cw de classe I emitem a 400-550 nm e devem ter uma potência de saída não superior a 0,39 µW. Não são necessárias medidas de segurança especiais.

Os lasers de classe 2 têm baixa potência de saída com feixe visível e podem ser contínuos ou pulsados. No modo CW, a potência de saída é de 1 mW. A proteção dos olhos é a única medida de segurança especial.

Os lasers de classe 3 a têm uma potência de saída limitada a 1-5 mW em comprimentos de onda de 400700 nm. Os lasers da classe 3 a são perigosos para os olhos, pelo que deve ser utilizada uma proteção ocular adequada.

4Os lasers da classe 3b têm limites de potência de saída de 5-500 mW nos modos CW e têm uma densidade de energia inferior a 10 J/cm^2 na luz laser visível ou invisível, o impacto direto do feixe nos olhos é sempre perigoso.

5- Os lasers da classe 4 têm uma potência de saída elevada e excedem os 500 mW no modo CW e mais de 10 J/cm^2 no modo pulsado e a reflexão difusa destes lasers é perigosa para os olhos e para a pele, podendo causar lesões cutâneas (**Frank e Wondrazek, 1997**).

1.6.5 Interação dos tecidos com o laser

Quando um feixe de luz laser incide sobre a superfície de um tecido vivo, existem três fenómenos físicos básicos que podem interferir com a sua propagação (**Markolf, 1996):**

A-Reflexão e refração

B-Absorção pelos tecidos.

Dispersão C no tecido.

A magnitude relativa e absoluta destes fenómenos é função do comprimento de onda e das propriedades físicas do tecido. Porque os compostos orgânicos no interior do tecido podem ser decompostos ou alterados pela irradiação (**Wright e Fisher, 1993).**

O comprimento de onda é um parâmetro muito importante porque determina o índice de refração, bem como os coeficientes de absorção e de dispersão. Na cirurgia laser, o conhecimento das propriedades de absorção e dispersão de um tecido vivo é essencial para prever o sucesso do tratamento (**Markolf, 1996**).

A- Reflexão e refração

A reflexão é definida como o retorno da radiação electromagnética pela superfície sobre a qual incide. A refração ocorre quando a superfície reflectora separa dois meios com diferentes índices de refração e tem origem numa alteração da velocidade da onda luminosa.

Existem dois tipos de reflexão: a reflexão especular, que ocorre quando as irregularidades da superfície começam pequenas em comparação com o comprimento de onda da radiação, e a reflexão difusa, que ocorre quando a rugosidade da superfície reflectora é maior do que o comprimento de onda da radiação. A reflexão difusa é um fenómeno comum a todos os tecidos biológicos.

Nas aplicações de laser médico, a refração só desempenha um papel significativo quando irradia meios transparentes como o tecido da córnea. Em meios opacos, o efeito da refração é difícil de medir devido à absorção e dispersão (**Markolf 1996; Coluzzi, 2001**).

B- Absorção

O efeito primário e benéfico da energia laser é a absorção da luz laser pelo tecido biológico a que se destina. Durante a absorção, a intensidade de um feixe laser incidente é atenuada ao atravessar um meio, o que se deve à conversão da energia luminosa em movimento térmico ou vibração das moléculas do tecido absorvente ou em energia química armazenada em novos compostos. A absorvância de um meio é a relação entre as intensidades absorvida e incidente. Existem dois tipos de meios: meios transparentes, nos quais a luz incidente passa sem qualquer absorção, como a córnea e o cristalino do olho. Meios opacos nos quais a luz incidente é reduzida a zero.

Os tecidos biológicos são opacos à radiação infravermelha acima de 1300 nm, tal como a radiação do laser de Co_2 é absorvida pela água nos tecidos num processo térmico e não fotoquímico. A capacidade do tecido biológico para absorver o feixe de luz depende da constituição eletrónica dos átomos e moléculas, do comprimento de onda da radiação, da espessura do tecido absorvente e da temperatura ou concentração do agente absorvente (**Markolf, 1996; Coluzzi, 2001**).

A absorção nos tecidos biológicos é causada principalmente pela água, proteínas e pigmentos. A água absorve principalmente no espetro infravermelho, enquanto as proteínas (hemoglobina) e os pigmentos (melanina) absorvem no espetro ultravioleta e visível.

A janela terapêutica é uma gama espetral de 600-1200 nm, na qual a radiação penetra nos tecidos com uma perda menor, pelo que os tecidos mais profundos foram tratados **(Markolf, 1996; Caton e Alling, 1997).**

C- Dispersão

É um processo pelo qual a direção de um feixe de luz é alterada sem alteração do seu comprimento de onda, o que significa que a energia é absorvida e reemitida.

A dispersão de Rayliegh é a dispersão de partículas mais pequenas do que o comprimento de onda da radiação incidente e é fortemente dependente do comprimento de onda e inversamente proporcional à quarta potência do comprimento de onda.

Na dispersão de Mie, a dispersão por partículas maiores do que o comprimento de onda da luz mostra uma dependência mais fraca do comprimento de onda do que a dispersão de Rayleigh. A maior parte das estruturas dispersoras, como as fibras de colagénio, as células, os organelos celulares e a vasculatura, devido ao seu tamanho, constituem dispersores de Mie **(Mainster, 1985; Hillenkamp, 1989; Markolf, 1996).**

1.6.6 Mecanismos de interação dos tecidos com o laser

Uma propriedade importante da energia radiante da luz e do laser são os resultados da sua interação com os tecidos biológicos. A interação entre a energia radiante e o tecido orgânico depende da natureza da porção do espetro eletromagnético que incidiu sobre os tecidos. Todos os efeitos fotobiológicos são dependentes do comprimento de onda e da dose. A compreensão qualitativa da interação e da transferência da radiação laser na pele e na mucosa oral da reação fotobiológica permite ao cirurgião selecionar o laser adequado e fornecer à lesão parâmetros especiais de comprimento de onda e de energia laser para tratar a lesão com êxito.

1.6.6.1 Interação fototérmica

Os termos de interação térmica representam um grande grupo de tipos de interação. Os efeitos térmicos podem ser induzidos por radiação laser em ondas contínuas ou pulsadas. Os efeitos nos tecidos que resultam deste tipo de interação podem ser controlados pela densidade de potência, pelo tempo total de impacto nos tecidos, pelo tamanho da absorção da área de tecido irradiado e pelos coeficientes de dispersão num determinado comprimento de onda. Podem distinguir-se diferentes efeitos como :-(**Absten e Joffe, 1993; Caton e Alling, 1997).**

A- <u>Fotocoagulação</u>: - Se o feixe de laser incidir num tecido com uma temperatura corporal normal de 37C° , não há qualquer efeito. Quando o grau atinge os 45-50, há hipertermia, o que significa destruição da membrana celular e alteração das ligações. Para além dos 50 C° observa-se uma redução mensurável da atividade enzimática. Quando o tecido é aquecido a uma temperatura superior a 60 C° , sofre coagulação (é a base da maior parte da aplicação cirúrgica do laser). Isto resulta na desnaturação de proteínas, enzimas, citocinas e outras moléculas bioactivas (**Wright e Fisher, 1993**). A fotocoagulação aparece como um branqueamento da superfície do tecido. A coagulação por laser pode ser obtida numa gama de intensidade del-100 w/cm^2 da radiação e tempo de interação de milissegundos a cerca de um segundo. A coagulação por laser é utilizada para a retinopatia diabética e para o tratamento de úlceras hemorrágicas do estômago e do intestino (**Bhawalkar e Kukrja, 1992**).

B- <u>Fotovaporização</u>: - A uma temperatura superior a 80 C^0 , verifica-se um aumento da permeabilidade das membranas e, consequentemente, uma alteração do equilíbrio da concentração química. Quando é aplicada uma radiação laser intensa e altamente focada, a temperatura da superfície do tecido excede os 100 C^0 , o que provoca a vaporização do tecido.

C- <u>Tensão térmica:</u> -

Há uma expansão das células à medida que a água celular é convertida em vapor, o volume de vapor gerado faz com que as células explodam, libertando o vapor confinado. Esta produção de vapor explosivo provoca a ablação do tecido biológico e a formação de uma cratera ou incisão devido à ejeção do tecido (**Bhawalkar e Kukreja, 1992**).

D- <u>Carbonização</u>: - Quando a temperatura é atingida acima de aproximadamente 150C^0 , o tecido começa a carbonizar, o carbono é libertado. O tecido é mais ablacionado, o que proporciona outro mecanismo para a remoção do tecido. A carbonização é observada pelo escurecimento do tecido adjacente e pela libertação de fumo.

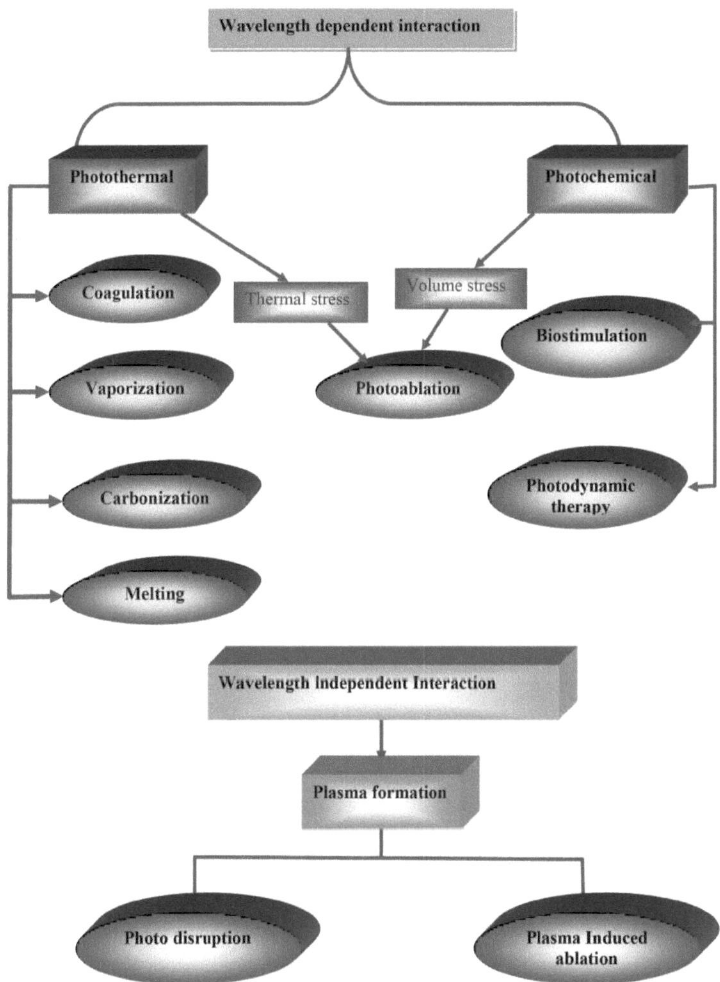

Figura (1-4) Mecanismos de interação do laser com os tecidos (Markolf, 1996).

E- <u>Derretimento</u>: - Ocorre quando a aplicação de energia radiante é continuada provocando o aumento da temperatura do tecido residual até 300-400 C^0 , o derretimento já ocorreu. Para além da temperatura superior a 500 C^0 o tecido queima e evapora-se (**Markolf, 1996**).

O aquecimento localizado do tecido leva à condução e convecção do calor para o tecido circundante. A convecção de calor, principalmente através do fluxo sanguíneo, deve ser considerada em tecidos bem vascularizados (**Hillenkamp, 1989**). Vaporização a laser utilizada para incisão ou excisão cirúrgica.

1.6.6.2 Interação fotoquímica

As interacções fotoquímicas são observadas quando a luz induz efeitos e reacções químicas nas macromoléculas ou nos tecidos. Os mecanismos das interacções fotoquímicas desempenham um papel importante durante a terapia fotodinâmica e a bioestimulação **(Markolf, 1996)**.

A. Terapia fotodinâmica (PDT)

A PDT tem sido utilizada para o tratamento de tumores malignos[and] . É aplicável a quase todas as formas de cancro localizado (**Wright e Fisher, 1993**).

Na TFD, a utilização de cromóforos exógenos pode ser feita para sensibilizar o tumor, injectando um fármaco fotoactivo (fotossensibilizador) (composto cromóforo capaz de provocar uma reação induzida pela luz) na corrente sanguínea, o que provoca a sua acumulação na neoplasia, de modo a sensibilizar o tecido maligno à luz em maior grau do que sensibiliza o tecido normal.

Os fotoinstituintes mais utilizados na terapia fotodinâmica são o derivado da hematoporfirina (HPD) e o ácido aminolaevulínico (ALA). O HPD absorve a luz numa vasta gama de comprimentos de onda, de cerca de 360 nm a mais de 630 nm, e absorve eficazmente no espetro ultravioleta.

O espetro vermelho é utilizado para o tratamento porque, com estes comprimentos de onda, é possível atingir tecidos mais profundos em comparação com a utilização de luz ultravioleta.

A nível molecular, a HPD é elevada ao estado de excitação eletrónica e, em seguida, decai para o estado de repouso, libertando a energia armazenada sob a forma de fluorescência. A energia da luz pode ser transferida para o oxigénio molecular, gerando intermediários químicos altamente reactivos, provavelmente radicais de oxigénio simples, e esta molécula tem um efeito direto na microcirculação do tumor **(Markolf, 1996; Fitzpatrick e Goldman, 2000)**. Observou-se que a PDT é útil no tratamento de carcinomas de células escamosas recorrentes. A aplicação adicional do princípio da foto-dinâmica será evidente nas áreas do diagnóstico e da deteção de células e tecidos tumorais residuais no período intra-operatório (**Caton e Alling, 1997**).

B- Bioestimulação :- É mencionada como terapia laser de baixa intensidade na página 48.

C. Interação da fotoablação

Significa a remoção de tecido de uma forma muito limpa e exacta, sem danos térmicos como a coagulação ou a vaporização. A densidade de potência típica para este tipo de interação é de IO^7 -IO^8 W/cm^2 e a duração do impulso é da ordem dos nanossegundos. A vantagem deste tipo de ablação de tecidos é a ausência de lesões térmicas nos tecidos adjacentes e a precisão do processo de gravação. Neste tipo de interação, a ligação química do tecido biológico pode ser quebrada diretamente, produzindo um efeito ablativo relativamente não térmico. (**Pennino, 1988; Markolf, 1996**).

O princípio da fotoablação é a absorção de fotões UV de alta energia que transferem os átomos para estados excitados repulsivos, o que leva à dissociação e à ejeção de fragmentos, ocorrendo assim o processo de ablação. O principal alvo biológico é a proteína e as primeiras investigações centraram-se na cirurgia da córnea (queratotomias radiais) e na ablação de lesões ateroscleróticas (**Pennino, 1988; Bhawalkar e Kukrja, 1992**).

1.6.6.3 Interação dos tecidos com o laser de impulsos ultra-curtos

Este tipo de interação ocorre quando se utiliza um laser com densidades de potência superiores a $IO^{11\ w}/cm^2$ (**Winter, 2001**). Através da ablação induzida por plasma, também designada por rutura ótica, é possível obter uma remoção muito limpa e definida do tecido, sem evidência de danos térmicos ou mecânicos, quando se escolhem os parâmetros adequados do laser (a rutura ótica ocorre no tecido com a formação momentânea de plasma ionizado localizado e uma onda de choque hidrodinâmica que resulta na rutura do tecido).

O parâmetro importante da ablação induzida por plasma é a intensidade do campo elétrico local (Markolf, **1996**). O campo elétrico tem de ser suficientemente forte para ionizar os átomos do tecido e formar plasma e, se o campo elétrico exceder um determinado limite, ocorre uma rutura. O fator que desencadeia a formação do plasma é a elevada intensidade da radiação incidente. Com este valor, é muito provável que ocorra absorção multifotónica (o campo eletromagnético incidente da radiação laser provoca uma avalanche - como a geração de electrões livres (**Winter, 2001**). Quando se forma um plasma, que consiste numa concentração igual de electrões livres e de iões positivos, este absorve a radiação recebida e expande-se rapidamente, provocando ondas de choque e a destruição mecânica ou a fragmentação não térmica dos tecidos. Este tipo de interação é conseguido através da utilização de impulsos laser de duração de femto-picossegundos e a energia do impulso é tipicamente de apenas alguns milijoules (**Wright e Fisher, 1993**). Os tipos de laser utilizados são o Nd: YAG, o Er:YAG, o Ti: saphire e são utilizados na cirurgia refractiva da córnea, na terapia da cárie e na litotrícia a laser (**Bhawalkar e Kukreja, 1992; Markolf, 1996**).

1.6.7 Laser em medicina dentária e cirurgia maxilofacial

Os diferentes tipos de laser podem ser utilizados em muitas aplicações na medicina dentária e na cirurgia maxilofacial. Tabela (1.2)

Tabela (1-2) Tipos de laser e suas aplicações (***Research, Science, 2002***)

	τtipo	Comprimento de onda (nm)	Modo de funcionamento	Potência ( )^{W}	Aplicações
1	Árgon	488, 514	CW	1-20	-Resina composta de cura -Excisões e fotocoagulação da lesão vascular - Deteção de cáries
2	Díodo	650- 980	CW pulsado	0.005-10	-Bioestimulação (cicatrização de feridas, alívio da dor) -Excisão de patologia dos tecidos moles gengivectomia
3	Nd :YAG	1064	CW pulsado	50-100	- Coagulação - Corte (frenectomia, gengivectomia) -Excisão (biópsia) -Curetagem subgengival
4	Ho:YAG	2100	pulsado	25	- Cirurgia artroscópica para (TMJ) -Gingivectomia, frenectomia, exposição de implantes
5	Er:YAG	2940	pulsado	3	-Preparação da cavidade -Remoção de cálculo -Excisão de patologia dos

					tecidos moles
6	CO2	10600	CW	10-100	-Excisão de lesões benignas e malignas, gengivectomia e perfuração.

1.7 Terapia laser de baixa intensidade

A aplicação do laser em medicina tem sido utilizada desde 1960 em oftalmologia, tendo-se depois estendido a outros domínios. A maioria destas aplicações baseia-se na exploração das interacções fototérmicas e ablativas do laser com os tecidos a densidades de potência e energia relativamente elevadas. Estes lasers são denominados lasers cirúrgicos duros ou quentes, como o Co_2 , o Nd: YAG e o Ho: YAG e o Er: YAG, que se destinam a procedimentos cirúrgicos em tecidos moles e dentários. No lado oposto do equipamento laser estão os lasers He-Ne e de díodo semicondutor, por vezes designados por lasers frios ou suaves.

O principal tipo de reação do laser frio ou suave com o tecido durante a terapia laser parece ser fotoquímica e a absorção de fotões incidentes pelo tecido irradiado produz energia química em vez de térmica (**Walsh, 1997; Baxter, 1999**).

O termo sugestivo para este tipo de modalidade é terapia laser de baixo nível reativo (LLLT). Este tipo de terminologia foi comprovado pela reação entre o laser e o tecido biológico irradiado. Outro termo é terapia laser de baixa intensidade (LILT), que prova que a densidade de potência é o fator mais importante na determinação do tipo de reação tecidular para um determinado comprimento de onda de luz laser. Outro termo utilizado para descrever a terapia laser e os seus efeitos é a fotobioestimulação laser ou fotobioestimulação, em que a aceleração das taxas de reparação de tecidos foi observada na cicatrização de feridas, mas há várias aplicações terapêuticas do laser que dependem da bioinibição, pelo que o termo mais útil sugerido é fotobiomodulação laser (**Baxter, 1999**).

1.7.1 Fotobiomodulação laser

A bioestimulação é a aplicação de um espetro estreito de radiação vermelha e infravermelha próxima sobre ferimentos ou lesões para estimular a cicatrização nesses tecidos e aliviar a dor (**Jack, 2003**).

Considera-se que a LLLT actua através da resposta fotoquímica à luz laser que induz alterações bioquímicas nas células (**Schneider e Hailey, 2004**). A terapia laser tem efeitos benéficos na cicatrização de feridas numa variedade de condições experimentais e clínicas, tendo-se verificado que produz efeitos não destrutivos nos tecidos a nível celular (**Kawalec et al., 2004**). A LLLT é essencialmente atérmica, pelo que não produz um aquecimento mensurável significativo do tecido irradiado, nem sensações ou efeitos secundários.

1.7.2 Tipos de laser terapêutico

A irradiação mais eficaz é a que se encontra na gama do vermelho e do infravermelho próximo do espetro. Foram utilizados vários tipos diferentes de laser em LLLT. As fontes mais utilizadas são o laser de hélio-neão (He-Ne) (632,8 nm), o laser de gálio-alumínio (Ga-Al) (630-685), o laser de gálio-alumínio-arseneto (Ga-Al-Ar) (780-870 nm) e o laser de gálio-arseneto (Ga As) (904 nm) (Vladimirov et al., 2004).

1.7.3 Efeitos fisiológicos da LLLT

O efeito da LLLT nas três fases sobrepostas da cicatrização, ou seja, a inflamação, a proliferação e a remodelação dos tecidos, é tal que os ferimentos e as lesões agudas foram rapidamente curados e que a cicatrização pode ser induzida em lesões crónicas, como úlceras venosas, feridas por pressão e úlceras diabéticas (**Dyson, 2003**). O efeito local da fototerapia no tratamento de úlceras tróficas e feridas indolentes com o laser de He-Ne, o laser de He-Cd ou com o laser de díodo que funciona na região do vermelho distante foi explicado pela ação da luz visível de baixa intensidade na proliferação celular.

Nestas áreas de lesões e ferimentos, a criação de condições como a falta de nutrientes necessários, baixa concentração de oxigénio e pH que impedem a proliferação, para tais células e condições, a luz pode servir como um sinal para aumentar a proliferação (**Karu, 1989**).

Na LLLT, os fotões produzidos pelo laser podem modular a atividade biológica e estimular a cicatrização de feridas crónicas e de feridas agudas, se estas estiverem a cicatrizar lentamente.

Quando as células absorvem os fotões, ocorre uma cascata de eventos bioquímicos cujo resultado final é a cicatrização acelerada da ferida (**Dyson, 2003**). Estes efeitos incluem

1- Aumento da função / atividade celular

a. Aumento dos mecanismos respiratórios celulares.

b.   Aumento da síntese de ATP

c.   Aumento da síntese de ADN e ARN

d.   Aumento da proliferação celular

e.   Estimulação da utilização do ácido ascórbico pelas células.

f.   Aumento da síntese de colagénio

g.   Aumento da proliferação de fibroblastos.

2- Estimulação dos macrófagos

3- Estimulação fotoquímica de átomos ou moléculas.

4- Libertação de citocinas

5- Modulação da produção de factores de crescimento (incluindo o fator de crescimento transformador e os factores de crescimento derivados das plaquetas)

6- Desenvolvimento de novos vasos sanguíneos (**Kawalec et al., 2004**).

Assim, os efeitos observados na clínica são: a ação anti-inflamatória da radiação laser, uma regeneração acelerada dos tecidos danificados e a melhoria da circulação sanguínea nos órgãos (**Vladimirov et al., 2004**).

A luz laser de baixo nível da região do vermelho e do infravermelho próximo corresponde finitamente aos níveis de energia e absorção característicos relevantes para a cadeia respiratória nas mitocôndrias. Desta forma, a energia electromagnética estimula os componentes dos chamados pigmentos antena da cadeia respiratória e, assim, vitaliza a célula através do aumento da produção de ATP mitocondrial (**Wilden e Karthein, 1998**).

Os fotoaceitadores primários são componentes da cadeia respiratória localizada na mitocôndria (**Karn, 1989**). A reação primária que ocorre na cadeia respiratória está relacionada com a síntese de ADN no núcleo, o que se baseia no facto de a cadeia respiratória ser capaz de controlar o metabolismo celular. A fotoexcitação induz alterações físicas e/ou químicas na atividade dos fotoaceitadores que, por sua vez, provocam outras alterações redox e modulações de reacções bioquímicas através de eventos de sinalização celular (transdução de fotossinais e cadeia de implicação), estando estas reacções relacionadas com alterações nos parâmetros da hemostase celular.

Por conseguinte, a ação benéfica da irradiação laser resulta do início de reacções primárias de radicais livres que induzem a ativação das células (leucócitos, fibroblastos, queratócitos, etc.), o que se expressa num aumento da atividade bactericida, na produção de proteínas e citocinas e na proliferação celular. Todos estes eventos são a base da ação terapêutica da terapia laser fig (1.5) (**Vladimirov et al., 2004**).

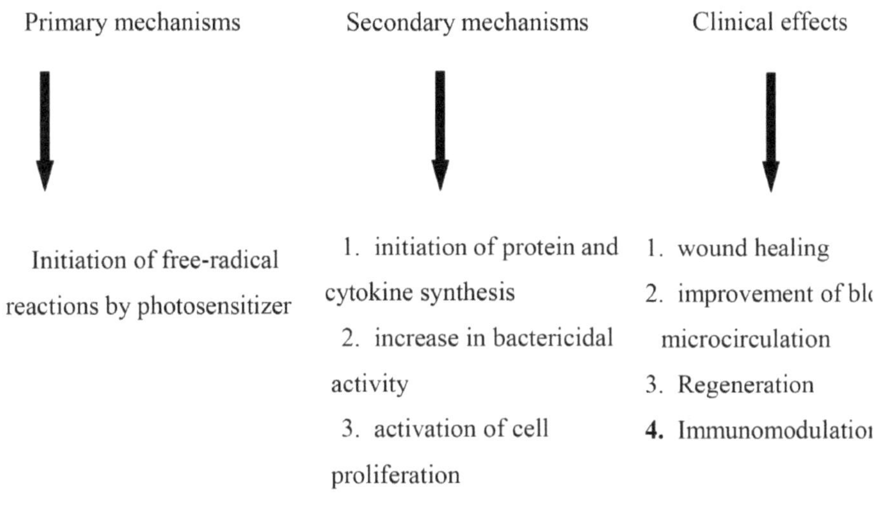

Figura 1-5 Esquema que demonstra as relações entre o mecanismo de ação primário e secundário da radiação laser (**Vladimirov et al., 2004**).

1.7.4 Aplicações clínicas

A LLLT ou terapia laser de baixa intensidade tem sido utilizada clinicamente para promover a cicatrização de feridas com um grau de sucesso variável desde que Mester et al comunicaram efeitos benéficos na década de 1960 (**Cotton, 2004**). A aplicação clínica atual da terapia laser de baixa intensidade é descrita em dois pontos: -

1.7.4.1 Medicina dentária e cirurgia maxilofacial

Na medicina dentária moderna é utilizada uma vasta gama de lasers diferentes. O laser Er. YAG para a preparação de dentes em situações seleccionadas, o laser de dióxido de carbono é utilizado na cirurgia oral e maxilofacial.

O laser de árgon é utilizado em pequenas cirurgias e na cura de compósitos, o Nd:YAG é utilizado no desbridamento de bolsas, todos estes lasers têm a possibilidade de utilizar potências elevadas que vão desde uma fração de watt até 25 watts ou mais, enquanto o laser de baixo nível, que funciona na gama de miliwatts (1-500 miliwatts), é utilizado na cicatrização de feridas e no alívio da dor.

A utilização da LLLT em medicina dentária não é nova e as suas técnicas têm sido amplamente utilizadas no Japão e na Europa (**Walsh, 1997**).

Em medicina dentária, os números de estudos são cerca de 325, de 82 instituições em 37 países (**Tuner e Hode, 1999**). A qualidade destes estudos varia, mas é interessante notar que mais de 90% dos estudos referem efeitos positivos da terapia laser. Foi demonstrado que a LLLT tem utilizações benéficas na região oral e maxilofacial, nomeadamente

1.   **Hipersensibilidade dentinária**: foi demonstrado que a hipersensibilidade dentinária pode ser tratada com eficácia e sucesso com LLLT (**Gerschman, 1994; Brugnera et al., 1999**).

2.   **Herpes simplex**: foi demonstrado que a terapia laser reduz significativamente a incidência de recorrência local de infecções secundárias por herpes simplex (**Schindle e Neumann, 1999**).

3.   **Sinusite:** Na maioria dos casos de sinusite, a LLLT conduziu a uma rápida redução dos sintomas e a doença aguda foi resolvida, tendo-se verificado que reduziu o edema e melhorou a microcirculação (**Kaiser, 1986; Kruchinina et al., 1991**).

4.   **Regeneração do nervo**: A aplicação da LLLT na cirurgia oral e maxilofacial produziu resultados positivos na promoção da regeneração do tecido do nervo dentário inferior danificado durante os procedimentos cirúrgicos (**Khuller et al., 1996**).

5. **Efeito analgésico**: A LLLT inibe seletivamente uma série de sinais nociceptores e diminui a frequência de disparo dos nociceptores provenientes dos nervos periféricos (**Walsh, 1997**). Quando o tecido alvo é irradiado, o efeito analgésico é desencadeado. A terapia laser de baixa intensidade foi capaz de proporcionar um efeito analgésico no pós-operatório em muitos casos de exodontia cirúrgica e cirurgia oral menor (**Zhou, 1984**). Verificou-se que a terapia laser é eficaz para a periodentite apical após o tratamento do canal radicular e para a dor pós-extração. Verificou-se uma redução da dor em alguns pacientes submetidos a tratamento ortodôntico quando foram irradiados com laser de baixa intensidade (**Walsh, 1997**).

6-Distúrbios maxilofaciais: A utilização da LLLT no tratamento de várias perturbações da região oral e maxilofacial foi prometedora. As perturbações incluem dores na articulação temporomandibular (ATM), nevralgia do trigémeo, dores musculares, aftas, inflamação e pequenos hemangiomas. A terapia laser de baixa intensidade foi eficaz e benéfica no tratamento de muitas destas perturbações da região maxilofacial (**Pinheiro et al., 1997; Pinheiro et al., 1998**).

7-Cicatrização de feridas: Foi demonstrado que existem grandes alterações nas feridas tratadas com LLLT, incluindo o aumento do tecido de granulação, a epitelização precoce, o aumento da proliferação e síntese de fibroblastos e o aumento da neovascularização. Nas feridas cutâneas, a terapia laser de baixa intensidade aumentou a resistência da cicatriz pós-operatória. Há resultados positivos no tratamento da cicatrização de feridas intra-orais com terapia laser de baixa intensidade.

Foi registado o efeito positivo da terapia laser de baixa intensidade na cicatrização de lesões de estomatite aftosa recorrente. A terapia com laser de baixa intensidade promove a cicatrização e a dentinogénese na exposição pulpar traumática e acelera a cicatrização de abcessos dentoalveolares, granulomas periapicais e gengivite (**Walsh, 1997**).

1.7.4.2 Fisioterapia

A utilização da LLLT em fisioterapia tornou-se muito popular e a maioria dos fisioterapeutas prefere-a a outras modalidades electroterapêuticas estabelecidas. As indicações para a terapia laser de baixa intensidade na prática fisioterapêutica são **A-Cicatrização de feridas**

A fotobioestimulação da cicatrização de feridas continua a ser a indicação clínica para o laser terapêutico em fisioterapia. Embora a maioria das lesões cicatrize rapidamente, outras feridas cutâneas particularmente crónicas ou que não respondem a um tratamento convencional são notoriamente difíceis de cicatrizar, como as úlceras diabéticas, tróficas, varicosas, de decúbito, outras necroses, queimaduras, feridas pós-operatórias, parecem também responder favoravelmente ao tratamento com laser de baixa intensidade.

A terapia laser de baixa intensidade (laser suave de 400 mW e 670 nm) tem um efeito positivo nas cicatrizes de queimaduras no que respeita ao aspeto macroscópico (Gaida et al., 2003). A terapia com laser de díodo desfocado parece ser um método adjuvante útil no tratamento de úlceras cutâneas de cicatrização lenta e de não cicatrização (**Kubota, 2004**). Os lasers de díodo de 980 nm parecem ter um efeito considerável na cicatrização de úlceras diabéticas, actuando sobre as células e aumentando a função celular e estimulando várias células (**Kawalec et al., 2004**). A combinação do laser He-Ne e da luz infravermelha promove e ajuda na cicatrização de úlceras venosas da perna, tendo-se verificado que melhora a cicatrização da ferida e diminui a contagem de bactérias no local da ferida sem qualquer desconforto durante o tratamento (**Kawalec et al., 2000**). O estudo de microscopia eletrónica de varrimento mostrou uma melhor cicatrização óssea após irradiação com o laser de díodo de 830 nm e pode aumentar a atividade das células ósseas nas fases iniciais.

B- Lesões dos tecidos moles

As lesões dos tecidos moles incluem inchaço e inflamação dos músculos superficiais, tendões, ligamentos, bainhas e bursas. Foi examinada a influência do laser de díodo de 810 nm de baixa intensidade no osso e na cartilagem durante a imobilização das articulações e verificou-se que o laser suave pode evitar alterações biomecânicas devido à imobilização (**Akai et al., 1997**). A LLLT tem sido vista como um meio sintomático com efeitos anestésicos primários e anti-inflamatórios fracos, que não podem influenciar o curso do processo reumatoide (**Gladkova et al., 1996**). A LLLT tem sido promovida como um método de grande sucesso no tratamento da epicondilite medial e lateral (**Simunovic et al., 1998**).

C- Alívio da dor

O alívio da dor parece ser um objetivo de tratamento importante na utilização de lasers de baixa potência pelo fisioterapeuta. O tratamento com radiação laser de baixa intensidade de 1060 nm permitiu uma redução moderada da dor e uma melhoria da função em doentes com dores lombares músculo-esqueléticas (**Basford et al., 1999**). A terapia laser de baixa intensidade pode ser utilizada para tratar a dor osteoarticular em doentes geriátricos (**Giavelli et al., 1998**). A terapia laser é eficaz no tratamento da dor, do espasmo muscular, da rigidez matinal e da dormência total dos pontos sensíveis, na fibromialgia (**Gur et al., 2002**). A terapia com laser sugere que o feixe de laser pode ser utilizado em doentes que sofrem de dores de cabeça, dores no pescoço, dores nos ombros e nos braços, epicondilite, tensinovite, dores lombares e tendinites frias para alívio da dor (**Simunovic, 1996**). A LLLT parece ser um método eficaz na redução da dor e da incapacidade funcional na terapia da dor lombar crónica.

Capítulo Dois Materiais e Métodos

2.1 Introdução

Neste capítulo, serão apresentados os materiais que foram utilizados no estudo experimental e clínico. Será descrito o dispositivo laser utilizado. Serão mencionados os casos clínicos tratados com laser de díodo e os métodos utilizados para avaliar a cicatrização de feridas.

2.2 Conceção do estudo experimental

Sete (7) coelhos saudáveis de raça local, pesando 2-2,5 kg; com 6-12 meses de idade, foram utilizados no presente estudo, que foi realizado no Instituto de Laser para Estudos de Pós-Graduação. Os animais foram divididos em dois grupos: o grupo A, que inclui três animais, e o grupo B, que inclui quatro animais.

2.2.1 Medicamentos anestésicos

A. Solução de cetamina: - O medicamento é administrado por injeção intramuscular numa dose de 30 mg/kg ou por injeção intravenosa. O tempo de anestesia pode variar entre 30-50 minutos. O coelho pode responder à dor visceral, mas não responde à dor superficial sob a influência da cetamina.

B. Xilazina: - O fármaco é administrado por injeção intramuscular numa dose de 6 mg/kg ou por injeção intravenosa. Induz um efeito hipnótico sedativo que é acompanhado por um relaxamento muscular geral e insensibilidade à dor. Fig. (2-1).

2.2.2 Armamentário

Os materiais utilizados no presente estudo são os seguintes

1. Cloridrato de cetamina 50 mg/ml, 10 ml (Claris, Índia)

2. Xilazina 2% ,25 ml (Sanofi, França)

3. Cabo de bisturi n.º 3

4. Lâmina de bisturi n.º 11 (Romed, Holanda)

5. Sutura de seda preta entrançada 3/0 75 cm com agulha de corte de 25 mm

6. Porta-agulhas (Thackray, Inglaterra)

7. Pinça para tecidos (Down, Inglaterra)

8. Toalha.

9. Luvas de látex

10. Scissors (Thackeray, Inglaterra).

11. Seringa descartável

12. Solução de Betadine (iodopovidona a 10%)

13. Gaze.

14. Cloreto de sódio (0,9 % 500 ml como solução salina normal) Fig. (2-2)

2.2.3 Sistema laser

As características do sistema laser utilizado no presente estudo são as seguintes Fig. (2-3)

Classe do sistema laser: - IV

Potência do feixe de mira :- 2,5 mW máx.

Comprimento de onda do feixe de mira: - 635-650 nm

Laser IR   Díodo: -GaAl As

Comprimento de onda   : - 790-805 nm

Potência CW da fonte :- 4W max cw na fonte

Fibra ópticaCWpotência   :-3   .5Wmaxcw

Emissão de kindoflaser   : -moduladocw

Frequência de modulação   : -1- 20.000 Hz

Ciclo de funcionamento   :- 50%

Acoplamento laser de fibra ótica: - 3 mm de diâmetro

Tamanho do ponto   :-8 mm

Tensão de funcionamento :- 100-240

Frequência   :-50-60 Hz

Corrente   : -0.7Amax

2.2.4   *Preparação dos animais*

Os coelhos foram deitados em posição supina e o local da operação foi raspado. Foi administrada uma injeção intramuscular de 5 mg/kg de xilazina para induzir uma condição hipnótica sedativa; seguiu-se, cerca de 10 minutos depois, uma injeção intramuscular de 50 mg/kg de cloridrato de cetamina para obter anestesia dissociativa.

Os campos operatórios, após a anestesia, foram devidamente cobertos com toalhas esterilizadas e desinfectados com solução de betadine.

2.2.5   *Procedimento cirúrgico*

O campo cirúrgico foi efectuado no dorso do coelho. Foram efectuadas oito incisões paralelas ao longo eixo do coelho com a lâmina n. 11, quatro no lado direito e quatro no lado esquerdo. O comprimento da incisão foi de 2 cm cada e a profundidade da incisão foi a espessura total da pele do coelho. Em seguida, a área ferida foi irrigada com solução salina normal e suturada com seda preta 3/0. Fig.(2-4)

2.2.6 *Irradiação animal*

Após a conclusão do procedimento cirúrgico, todas as feridas suturadas no lado direito de cada animal foram irradiadas através da aplicação da peça de mão da fibra ótica do laser de díodo perpendicularmente ao local da ferida, utilizando um suporte para prender a peça de mão, enquanto as feridas do lado esquerdo foram deixadas sem irradiação, como grupo de controlo. Fig. (2-5)

Os animais foram divididos em dois grupos em função dos parâmetros do laser

Grupo A

A densidade de potência é de 1,25 W/cm^2

O tempo de exposição é de 20 segundos

Grupo B

A densidade de potência é I W/cm^2

O tempo de exposição é de 50 segundos

2.2.7 *Acompanhamento*

Após a recuperação, os animais foram autorizados a regressar à sua vida e dieta normais.

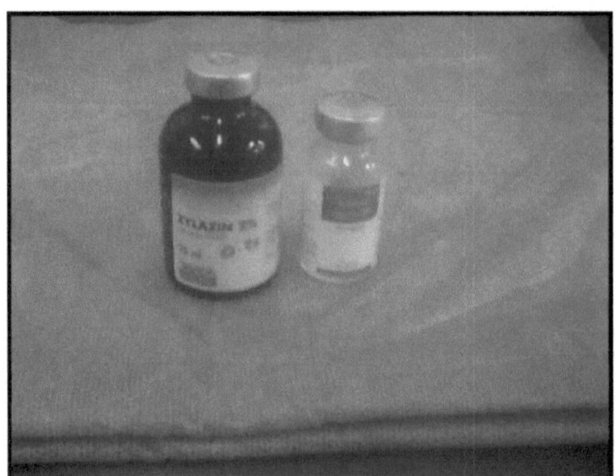

Fig. 2-1 Solução anestésica

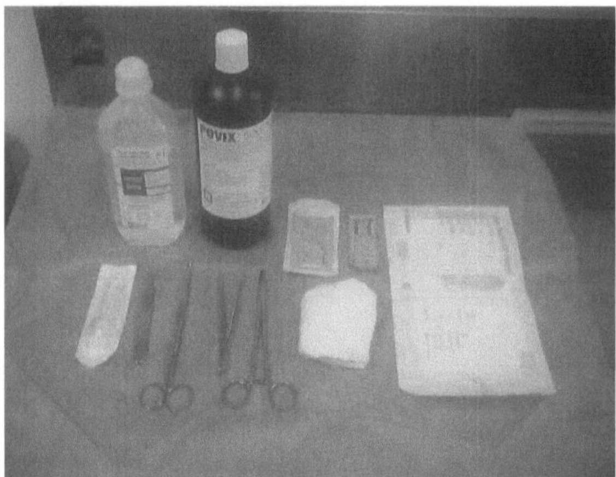

Figura (2-2) Instrumentos e materiais cirúrgicos

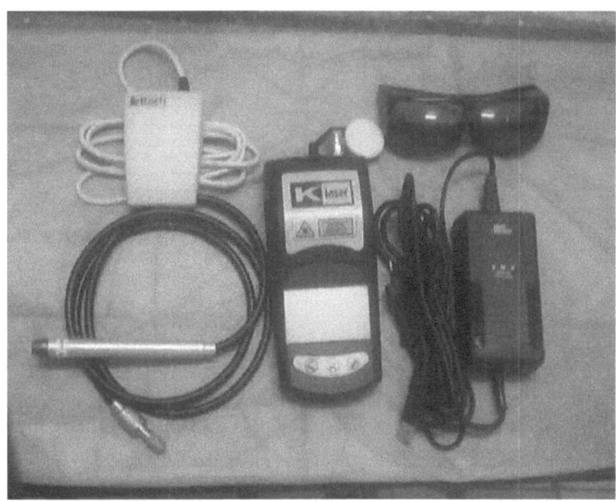

Figura (2-3) Sistema de laser de díodo

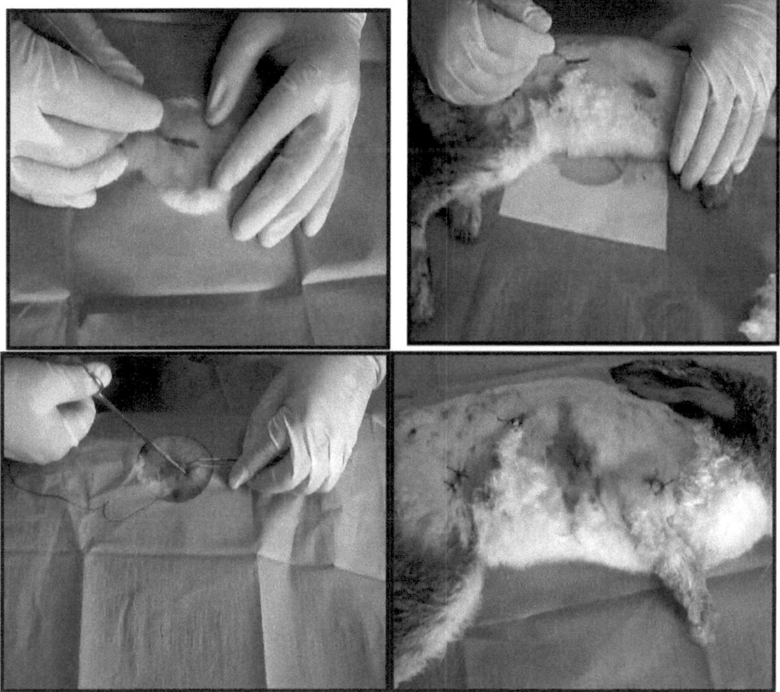

Figura (2-4) Procedimento cirúrgico

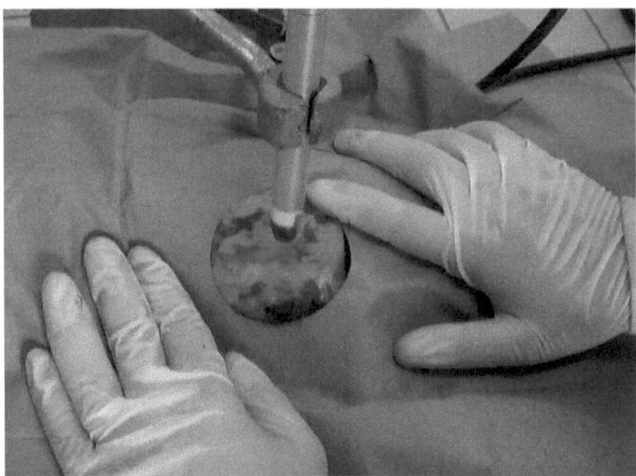

Figura (2-5) Método de irradiação

2.2.8 Procedimento laboratorial

Os espécimes foram retirados de cada ferida nos locais de laser e de controlo em 2nd, 3rd, 5th e 7th dias e preparados para exame histológico.

O trabalho laboratorial foi efectuado na Faculdade de Medicina Dentária da Universidade de Bagdade, Departamento de Patologia Oral.

Os espécimes histológicos foram fixados em formalina neutra tamponada a 10%. Foram desidratadas, incluídas em parafina, seccionadas com micrótomo no plano sagital a 5 µm, desparafinizadas e coradas com hematoxilina e eosina.

2.2.9 Método de avaliação

As feridas foram avaliadas histologicamente, tendo sido examinada a área à volta do local da incisão por secção das feridas do laser e do local de controlo. Foram medidos os achados microscópicos, que incluem a contagem da infiltração de células inflamatórias agudas e a espessura das camadas de células epiteliais.

Foi utilizada uma grelha de dimensões 10 mm x 10 mm, colocada na lente ocular do microscópio de luz.

1. Avaliação da infiltração de células inflamatórias

Foi feito através do exame de muitas secções de cada espécime, medindo o número de células inflamatórias por quadrado de grelha no campo de potência (a lente objetiva x10).

Pontuação da infiltração de células inflamatórias:

- Ausente representa nenhuma célula num quadrado da grelha

+Fraco   representa 1-5 células num quadrado da grelha

++Moderado   representa 6-10 células no quadrado único da grelha

+++severo   representa 11 e mais num quadrado da grelha

2. Avaliação da espessura das camadas de células epiteliais

Foi feito examinando a superfície da ferida no local da incisão de cada espécime para medir o número de quadrados da grelha que determina a espessura das camadas de células epiteliais.

2.3 Conceção de ensaios clínicos

Este ensaio clínico incluiu um total de 20 pacientes que frequentavam a consulta do Departamento de Cirurgia Oral e Maxilofacial do Hospital de Cirurgias Especializadas, Cidade Médica, Hospital Universitário e que necessitavam de intervenção cirúrgica para diferentes lesões orais e maxilofaciais.

Este estudo incluiu 20 doentes, 10 do sexo masculino e 10 do sexo feminino, com idades compreendidas entre os 5 e os 75 anos.

2.3.1 Seleção dos doentes

Os seguintes critérios foram considerados durante a seleção dos doentes:

1.   O doente apresentava lesões na região oral e maxilofacial.

2.   Os doentes têm de estar dispostos a participar neste estudo.

3.   A seleção dos doentes foi feita independentemente da idade, do sexo e do estatuto económico.

4.   Foram excluídos os doentes com traumatismos.

2.3.2 Sistema laser

O dispositivo laser utilizado neste estudo foi o mesmo dispositivo laser utilizado no estudo experimental.

2.3.3 Procedimento cirúrgico

Foi preparada uma folha de registo para cada doente. Tabela (2-2). As operações cirúrgicas foram efectuadas por cirurgiões qualificados sob anestesia geral na sala de teatro do departamento de cirurgia maxilofacial.

A incisão e o retalho foram concebidos de acordo com o local da lesão. Após a remoção da lesão, o local da cirurgia foi irrigado e foram colocados drenos; em alguns casos, o retalho foi reposicionado e suturado.

2.3.4   Método de irradiação

Após a sutura, cada ferida (ferida intra-oral ou cutânea externa) foi dividida em duas partes, uma parte foi irradiada com laser de díodo de baixo nível e a outra parte foi deixada sem irradiação como controlo. A fibra ótica do dispositivo laser foi colocada perpendicularmente à ferida Figs.(2-6,2-7,2-8,2-9,2-10,2-ll).

O modo de funcionamento do laser de díodo foi o modo CW, a densidade de potência foi de $1,25$ W/cm^2 , e o tempo de exposição foi de 50 seg. Tabela (2-1).

Após a conclusão do procedimento de irradiação, foram colocados pedaços de gaze esterilizada sobre a ferida como penso.

2.3.5   Avaliação da cicatrização de feridas

O edema e a vermelhidão da ferida foram considerados para avaliar o efeito do laser de díodo de baixa intensidade nas feridas da pele e das mucosas

A.   A avaliação subjectiva do edema foi feita da seguinte forma;

- o edema é reduzido

+ edema está presente

B.   A avaliação subjectiva da vermelhidão foi feita da seguinte forma;

- a vermelhidão é reduzida

+ vermelhidão está presente

C.   Avaliação subjectiva da deiscência da ferida

- a deiscência da ferida está ausente

+ deiscência da ferida está presente

Quadro (2-1) Operações cirúrgicas irradiadas por laser de díodo

Processo n°.	Idade	Sexo	Diagnóstico
1	35y	Masculino	Osteossarcoma do maxilar
2	75y	Feminino	Carcinoma basocelular
3	66y	Masculino	Carcinoma de células escamosas do osso alveolar
4	21y	Feminino	Prognatismo dos maxilares superior e inferior
5	12y	Masculino	Quisto interradicular no maxilar
6	26y	Masculino	Cicatriz hipertrófica no lado esquerdo do pescoço
7	62y	Feminino	Carcinoma de células escamosas do alvéolo da mandíbula
8	46y	Masculino	Carcinoma adenoide cístico da glândula submandibular
9	38y	Masculino	Adenoma pleomórfico da glândula submandibular
10	5y	Feminino	Fibroma ameloblástico da mandíbula
11	12y	Feminino	Malformação papilar da língua
12	21y	Feminino	Perda óssea do osso alveolar da mandíbula

Quadro (2-1) continuação

13	68y	Masculino	Carcinoma de células escamosas da mucosa bucal
14	46y	Feminino	Adenoma pleomórfico da glândula parótida
15	28y	Feminino	Perda óssea do corpo da mandíbula
16	21y	Feminino	Prognatismo do maxilar de flor
17	68y	Feminino	Cisto odontogénico na maxila e na mandíbula
18	53y	Masculino	Carcinoma de células escamosas do pavimento da boca

| 19 | 70y | Masculino | Carcinoma de células escamosas da mucosa bucal do cheque |
| 20 | 35y | Masculino | Adenoma pleomórfico da glândula submandibular |

2.3.6 *Análise estatística*

No presente estudo, foi utilizada a estatística descritiva e inferencial para avaliar e analisar os resultados:

1- Estatística descritiva

Para descrever as variáveis, foram utilizados quadros, figuras e valores numéricos.

2- Estatística inferencial

a. Teste do qui-quadrado para análise estatística dentro e entre grupos.

b. Análise de variância (ANOVA) teste de duas vias para análise estatística entre grupos quando havia média e desvio padrão.

Quadro (2-2) Formulário da ficha de processo

Nome do doente

    IdadeSexoOcupaçãoEndereço

Queixa principal

História médica anterior

História dentária

Exame clínico

Exame extra-oral

Exame intra-oral

Investigação

Exame radiológico

Diagnóstico

Tratamento

Acompanhamento

1. Segundo dia de pós-operatório

   EdemaRedondeza

2. Quinto dia de pós-operatório

Deiscência da ferida

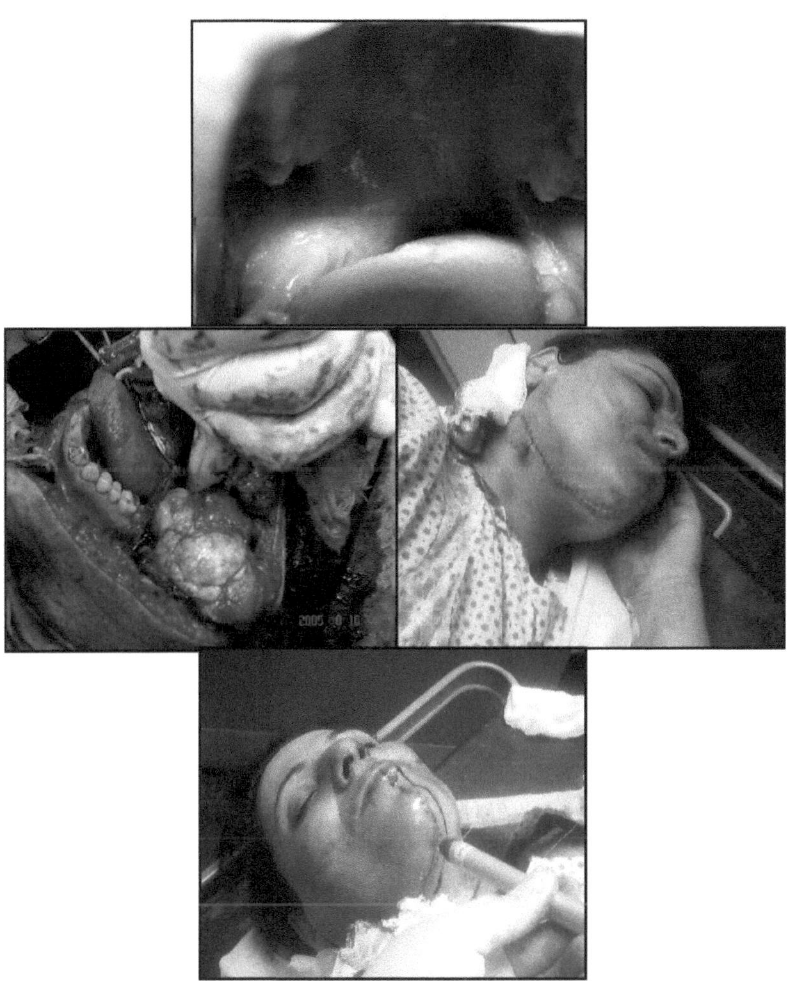

Figura (2-6) Caso n.º 14: Adenoma pleomórfico da glândula parótida

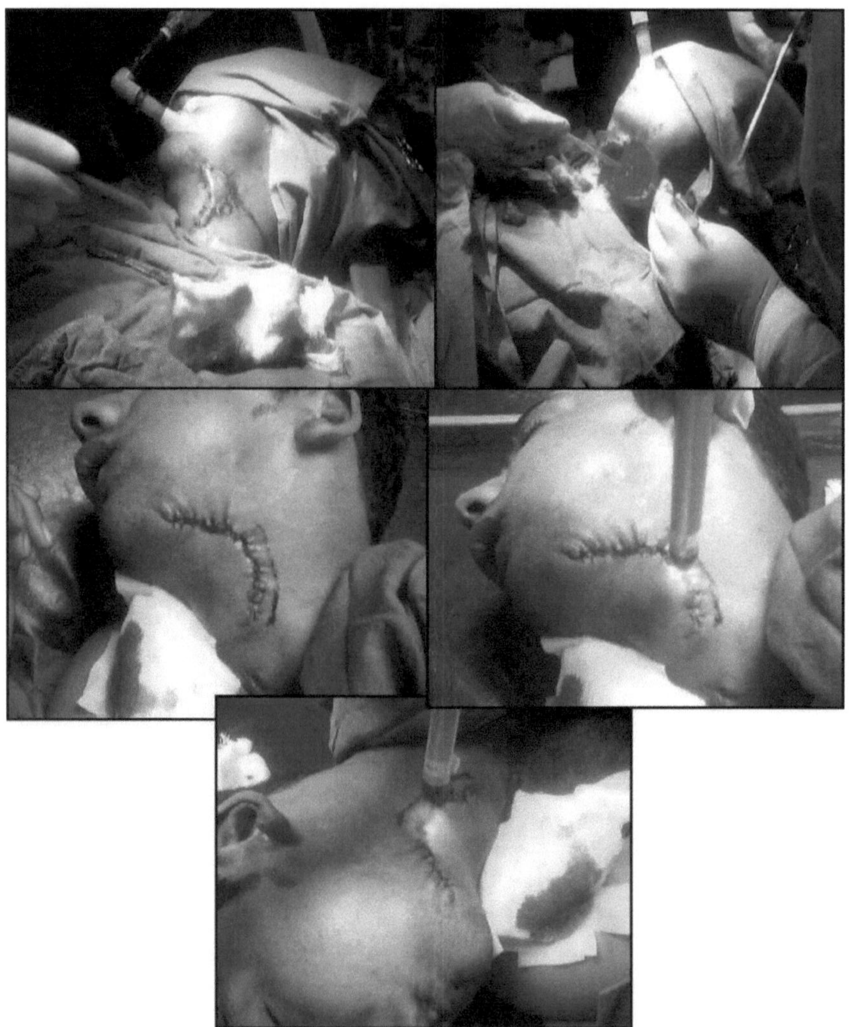

Figura (2-7) Caso n.º 6 Cicatriz de hipertrofia no lado esquerdo do pescoço

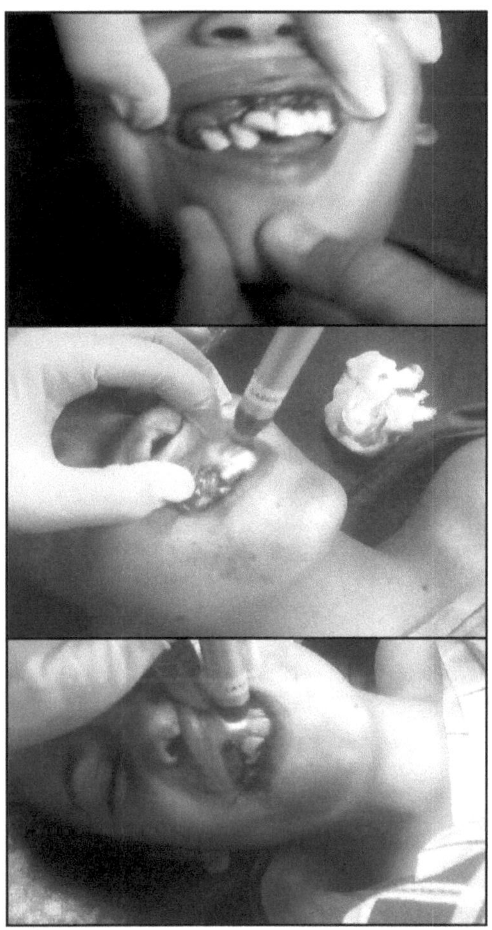

Figura (2-8) Caso n.º 5 Quisto interradicular no maxilar

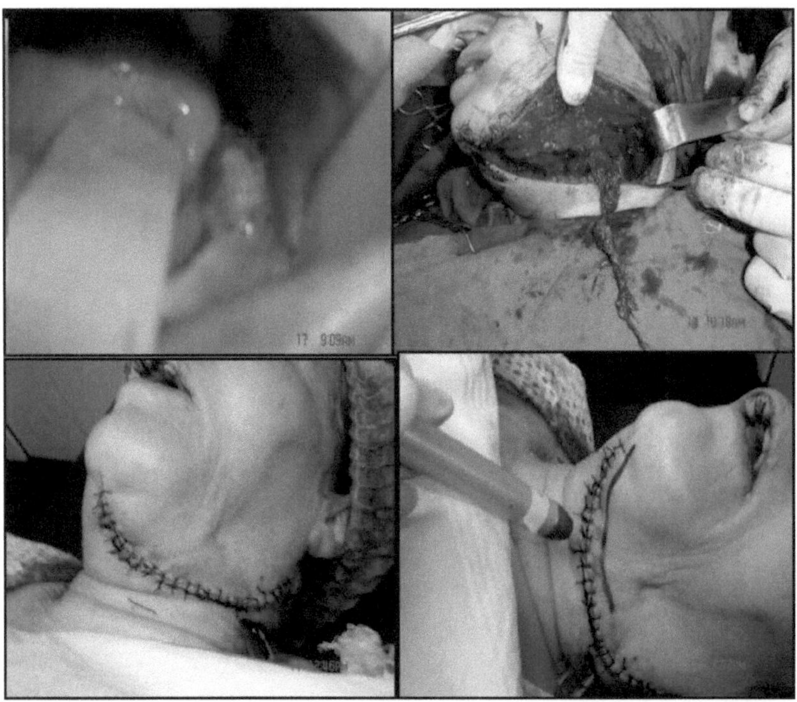

Figura (2-9) Caso n.º 7 Carcinoma de células escamosas do alvéolo da mandíbula

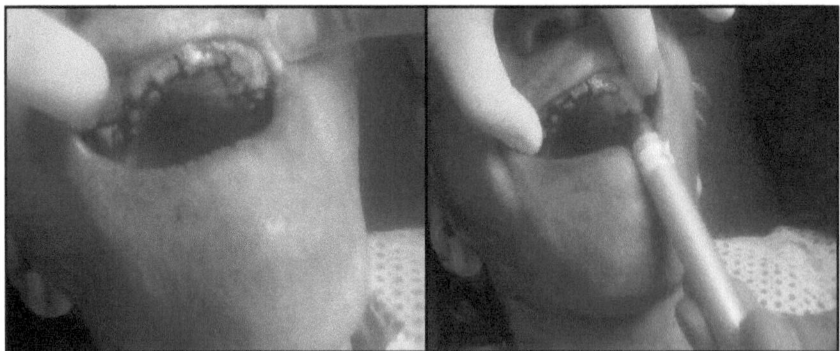

Figura (2-10) Caso No.17 Quisto odontogénico na maxila e na mandíbula

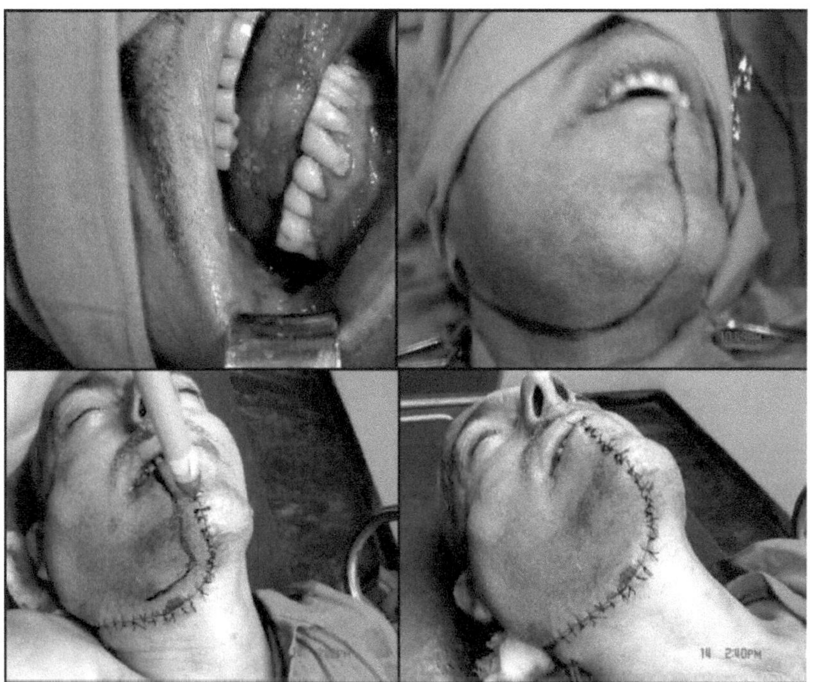

Figura (2-11) Caso No.18 Carcinoma de células escamosas do pavimento da boca

Capítulo Três Resultados e Discussão

3.1 Introdução

Neste capítulo, serão apresentados os resultados histopatológicos de ambos os grupos (A e B), os resultados do estudo clínico e a análise estatística de ambos os estudos. Serão discutidos os dados recolhidos a partir dos resultados dos estudos clínicos e experimentais.

3.2 . Resultados do estudo experimental

3.2.1 Achados histopatológicos do Grupo A no pós-operatório

A. 2nd dia

As secções mostraram a formação de coágulos sanguíneos em alguns espécimes. Observou-se uma linha de incisão de corte óbvia. Observou-se uma infiltração escassa a ligeira de células inflamatórias. As células inflamatórias foram detectadas na base e na margem da incisão. Pode observar-se uma fina camada de células epiteliais. Fig. (3-1)

B. 3rd dia

As secções revelaram uma ligeira infiltração de células inflamatórias e uma ponte de reepitelização no espaço da ferida. Havia um resto de coágulo de sangue na superfície da ferida. Fig. (3-2)

C. 5th dia

As secções mostraram que o fecho da ferida tinha sido concluído. A camada de células epiteliais cobria a superfície da ferida, sem infiltração de células inflamatórias em todos os espécimes. A base da incisão estava completamente cicatrizada. Observava-se mais fibrose. Fig. (3-3)

D. 7th dia

As secções revelaram que a hiperplasia epitelial podia ser reduzida e que a camada de células epiteliais era fina; as células inflamatórias não foram detectadas, embora numa amostra houvesse uma infiltração grave de células inflamatórias devido à presença de infeção (abcesso de pontos). Foi observada a formação de tecido fibroso. Havia menos vasos sanguíneos, especialmente no local da incisão, e a cicatrização completa era evidente. Fig. (3-4).

3.2.2 Achados histopatológicos do Grupo B no pós-operatório

A- 2nd dia

As secções mostraram formação de coágulos sanguíneos, presença de crosta na superfície da ferida e infiltração grave de células inflamatórias na maioria dos espécimes. Foi observada uma infiltração de leucócitos eosinofílicos. A reepitelização tinha começado na margem da ferida. Fig. (3-5)

B- 3rd dia

As secções mostraram um aumento da espessura das camadas de células epiteliais e uma infiltração moderada de células inflamatórias. Em alguns casos, registou-se um aumento do número de vasos sanguíneos recém-formados. A base da incisão podia cicatrizar mais do que o controlo. Fig. (3-6)

C- 5[,h] dia

As secções revelaram um encerramento completo da ferida, infiltração moderada de células inflamatórias com aumento da espessura da camada de células epiteliais e a vascularização é semelhante à do controlo. Fig. (3-7)

D- 7th dia

As secções mostraram uma hiperqueratose epitelial evidente e tecido glandular. O fecho da ferida estava concluído. Observou-se uma infiltração de células inflamatórias muito escassa. Num caso, observou-se uma infiltração grave de células inflamatórias devido à presença de infeção. Fig. (3-8)

3.2.3 . Resultados histopatológicos do grupo de controlo no pós-operatório

A- 2nd dia

As secções mostraram restos de coágulos sanguíneos com infiltração moderada a grave de células inflamatórias. Pode observar-se uma ligeira hiperatividade epitelial e menos vasos sanguíneos Fig. (3-9).

B- 3rd dia

As secções mostravam uma infiltração moderada de células inflamatórias com células epiteliais que quase tinham colmatado a lacuna na maioria dos espécimes Fig. (3-10).

C- 5th dia

As secções revelaram vestígios de coágulo sanguíneo na superfície da ferida com uma camada de células epiteliais inferior à do controlo. Observou-se uma infiltração moderada de células inflamatórias e tecido fibroso Fig. (3-11).

D- 7th dia

A secção revelou uma infiltração moderada de células inflamatórias. A cicatrização estava quase completa. Foi observado tecido conjuntivo rugoso e uma fina camada de células epiteliais. Fig. (3-12).

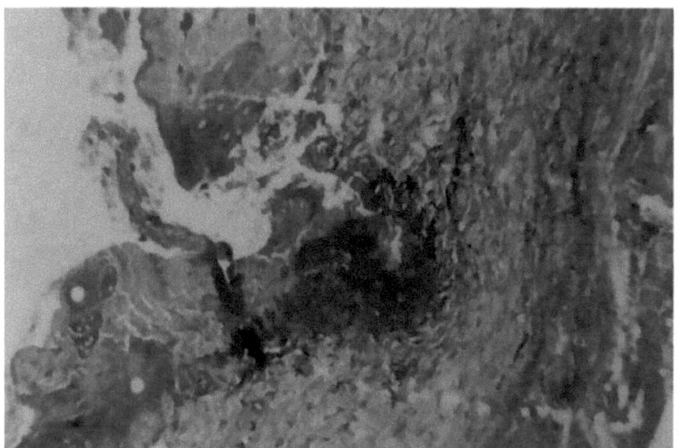

Fig. (3-1) Microfotografia do grupo A, ferida tratada com laser, 2nd dia pós-operatório. Pode observar-se uma ligeira infiltração de células inflamatórias e um coágulo de sangue (H&E, 50X).

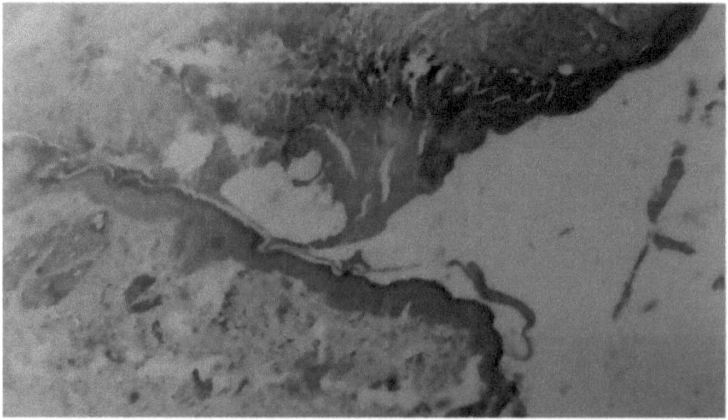

Fig. (3-2) Microfotografia do grupo A, ferida tratada com laser, 3rd dia pós-operatório.

mostra a reepitelização no local da incisão (H&E, 50X).

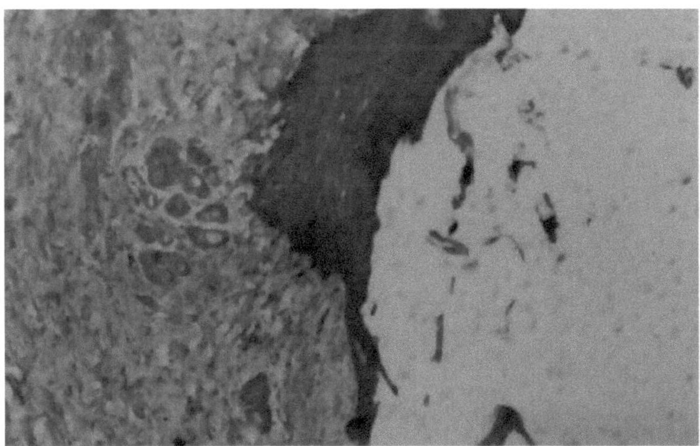

Fig. (3-3) Microfotografia do grupo A, ferida tratada com laser, 5th dia pós-operatório. mostra o fecho completo da ferida e tecido conjuntivo mais fibroso. (H&E, 20X).

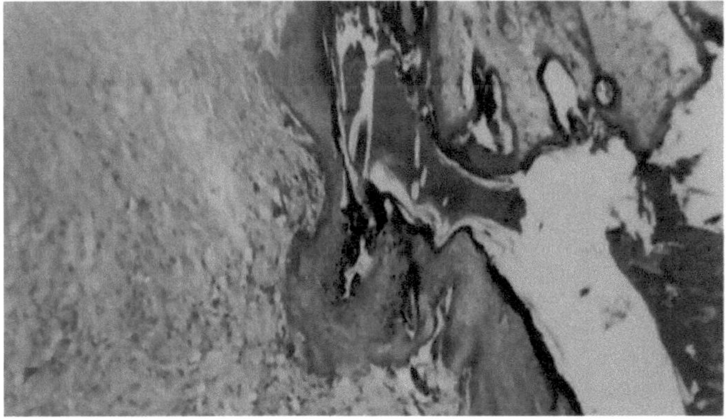

Fig (3-4) Microfotografia do grupo A, ferida tratada com laser, 7th pós-operatório. mostra uma camada espessa de células epiteliais e vestígios de coágulo sanguíneo (H&E, 20X).

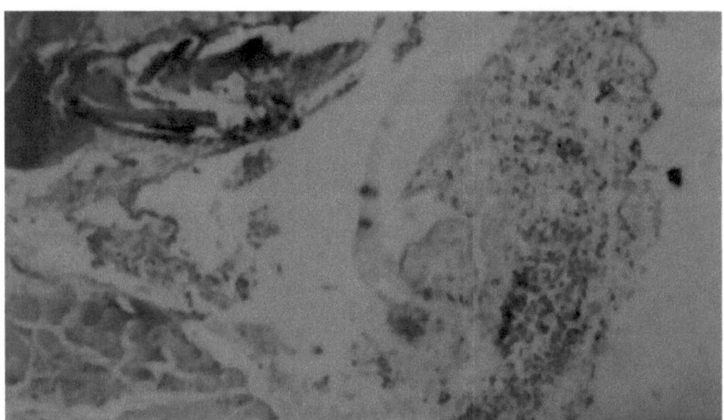

Fig. (3-5) Microfotografia do grupo B, ferida tratada com laser, 2nd dias após a intervenção. Pode observar-se uma infiltração grave de células inflamatórias. (H&E, 20X).

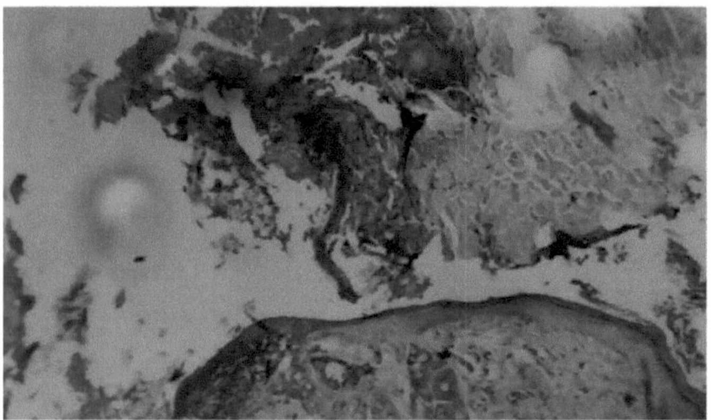

Fig.(3-6) Microfotografia do grupo B, ferida tratada com laser, 3rd dia pós-operatório. Pode observar-se uma infiltração moderada de células inflamatórias e vestígios de coágulo sanguíneo (H&E, 20X).

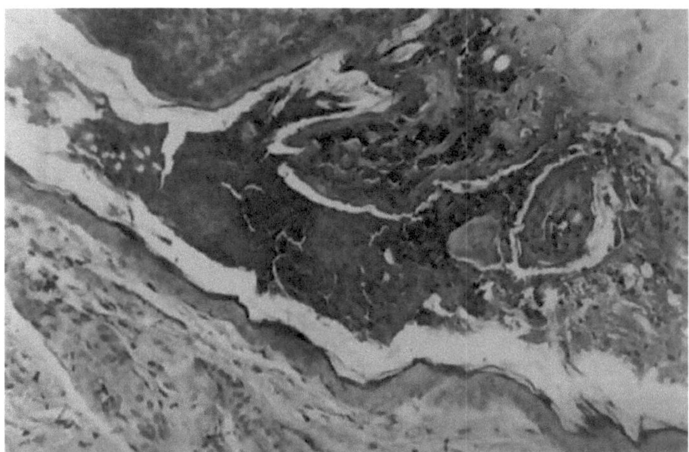

Fig. (3-7) Microfotografia do grupo B, ferida tratada com laser, 5th dia pós-operatório. mostra infiltração moderada de células inflamatórias. (H&E, 50X).

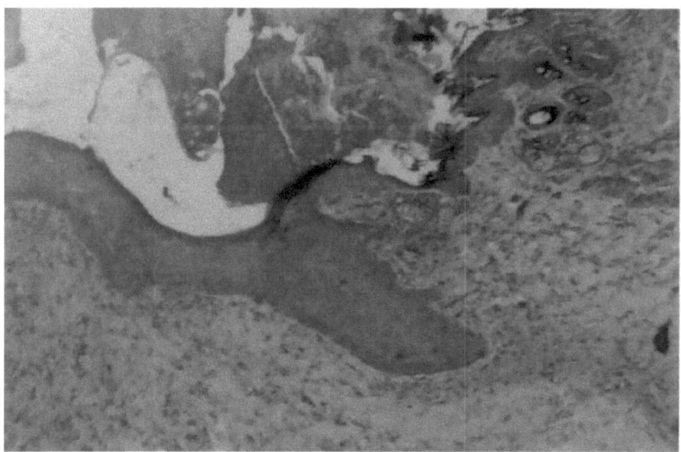

Fig.(3-8) Microfotografia do grupo B, ferida tratada com laser, 7th pós-operatório. O fecho da ferida está quase concluído. (H&E, 20X).

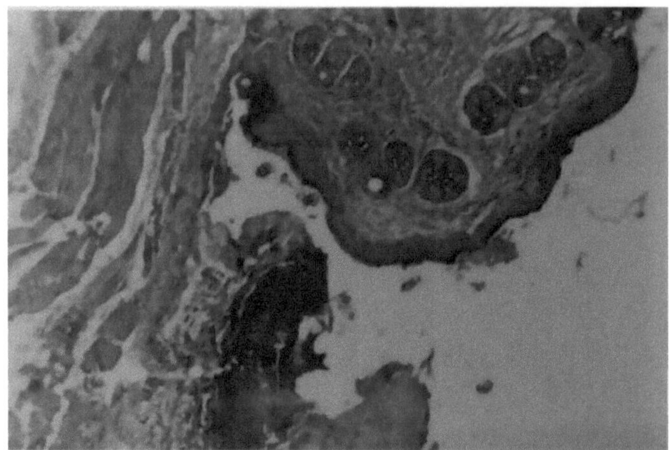

Fig. (3-9) Microfotografia da ferida de controlo, 2nd dia pós-operatório. mostra infiltração moderada de células inflamatórias e hiperatividade epitelial. (H&E, 20X).

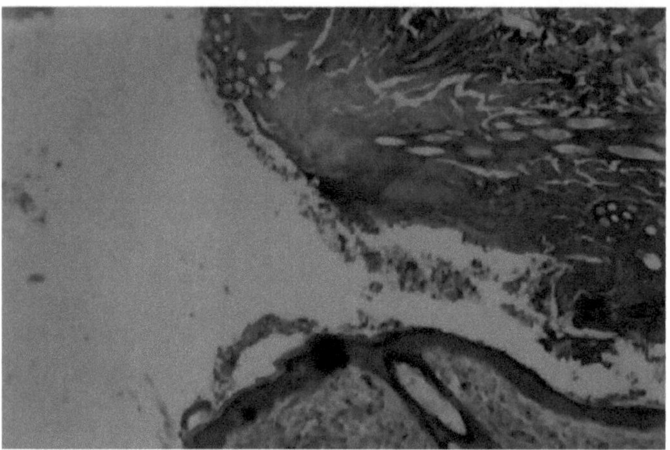

Fig.(3-10) Microfotografia da ferida de controlo, 3rd dia pós-operatório. mostra infiltração moderada de células inflamatórias (H&E, 20X).

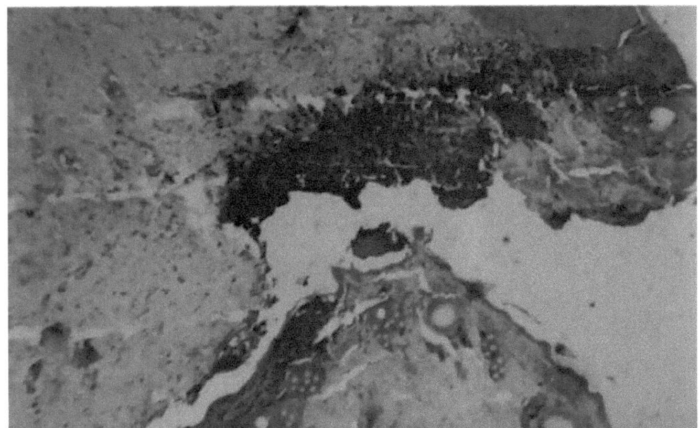

Fig. (3-11) Microfotografia da ferida de controlo, 5th dia pós-operatório. mostra restos de coágulo sanguíneo e uma fina camada de células epiteliais (H&E, 20X).

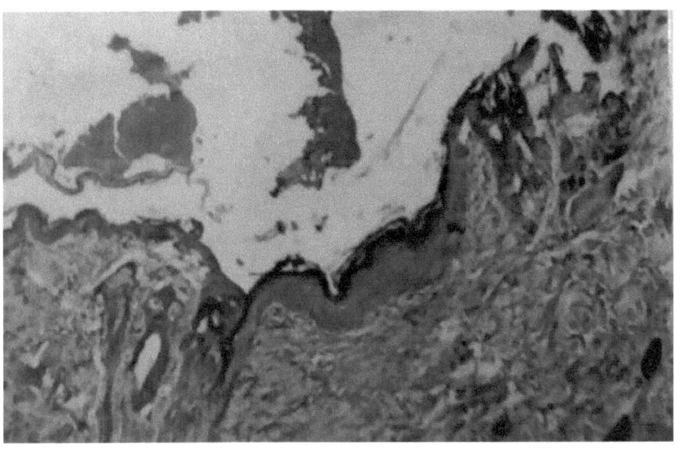

Fig.(3-12) Microfotografia da ferida de controlo, 7th dia pós-operatório. mostra vasos sanguíneos recém-formados e uma fina camada de células epiteliais. (H&E, 20X).

3.2.4 Análise estatística

3.2.4.1 Avaliação da infiltração de células inflamatórias

Isto pode ser feito dentro do grupo A e do grupo B e entre os dois grupos através do teste do Qui-quadrado.

A- <u>Grupo A</u>

Os resultados mostraram uma diminuição significativa da infiltração de células inflamatórias na ferida tratada com laser em comparação com a ferida de controlo (P<0,05) em 2nd, 3rd, 5th e 7th dias, respetivamente. Tabela (3-1).

Tabela (3-1) Análise estatística para o grupo (A) de acordo com a infiltração de células inflamatórias.

		Laser	Controlo	Valor de p
2nd dia	+ve	3	0	0.014 S
	++ve	0	3	
	+++ve	0	0	
3rd dia	+ve	2	0	0.049 S
	++ve	1	2	
	+++ve	0	1	
5th dia	+ve	3	1	0.047 S
	++ve	0	0	
	+++ve	0	2	
7th dia	+ve	2	0	0.049 S
	++ve	0	1	
	+++ve	1	2	

S : Diferença significativa

B- <u>Grupo B</u>

Os resultados não revelaram qualquer diferença significativa entre a ferida tratada com laser e a ferida de controlo em 2nd, 3rd, 5th, e 7th dias, respetivamente (P> 0,05). Tabela (3-2).

Tabela (3-2) Análise estatística para o grupo B de acordo com a infiltração de células inflamatórias.

		Laser	Controlo	Valor de p
2nd dia	+ve	2	2	0.999
	++ve	0	1	NS
	+++ve	2	1	

3rd dia	+ve	1	3	0.157
	++ve	3	1	NS
	+++ve	0	0	
5th dia	+ve	2	2	1.000
	++ve	2	2	NS
	+++ve	0	2	
7th dia	-ve	2	2	1.000
	++ve	1	1	NS
	+++ve	1	1	

NS: Diferença não significativa

C- <u>Ambos os grupos</u>: O teste do qui-quadrado foi utilizado para comparar os dois grupos. Os resultados mostraram uma diferença altamente significativa entre os dois grupos em 2nd ,3rd , 5th dia (P<0,0001) e uma diferença significativa em 7th (P<0,05). Tabela (3-3)

Tabela (3-3) Análise estatística para ambos os grupos de acordo com a infiltração de células inflamatórias.

	valor de p	Sig.	
2nd dia	0.000	P<0.0001	HS
3rd dia	0.000	P<0.0001	HS
5th dia	0.000	P<0.0001	HS
7th dia	0.048	P<0.05	S

HS: Diferença altamente significativa

3.2.4.2 Avaliação da reepitelização

Isto pode ser feito no grupo A, no grupo B e em ambos os grupos através do teste ANOVA de duas vias.

A- <u>**Grupo A**</u>

Os resultados mostraram uma diferença não significativa entre a ferida tratada com laser e a ferida de controlo, de acordo com a espessura da camada de células epiteliais (P>0,05). Tabelas (3-4, 3-5, 3-6).

Tabela (3-4) Estatísticas descritivas do grupo A (laser)

variável	N	Média	Desenvolvimento	Mínimo	Máximo
2nd	3	0.833	0.382	0.500	1.250
3rd	3	0.917	0.289	0.750	1.250
5th	3	1.167	0.382	0.750	1.500
7th	3	1.000	0.250	0.750	1.250

Tabela (3-5) Estatísticas descritivas do grupo A (controlo)

variável	N	Média	Desenvolvimento	Mínimo	Máximo
2nd	3	0.750	0.250	0.500	1.000
3rd	3	0.833	0.382	0.500	1.250
5th	3	0.833	0.1443	0.750	1.0000
7th	3	0.833	0.1443	0.750	1.0000

Tabela (3-6) Análise estatística para o grupo A de acordo com a espessura da camada de células epiteliais.

Fonte de variação	Soma dos quadrados	DF	Quadrado médio	F	Prob.	Sig.
Entre medidas	.0557	1	.0557	8.0047	.0662	NS
Residual	.0209	3	.0070			P>0.05
Total	.0766	4				

B- **Grupo B**

Os resultados mostraram uma diferença significativa entre as feridas tratadas com laser e as feridas de controlo (P<0,05). Tabelas (3-7, 3-8, 3-9).

Tabela (3-7) Estatísticas descritivas do grupo B (Laser)

Variável	N	Média	Desenvolvimento	Mínimo	Máximo
2nd	4	1.060	0.375	0.750	1.500
3rd	4	1.000	0.456	0.500	1.500
5th	4	0.75000	0.00000	0.75000	0.75000
7th	4	1.250	0.645	0.500	2.000

Tabela (3-8) Estatísticas descritivas do grupo B (Controlo)

Variável	N	Média	Desenvolvimento	Mínimo	Máximo
2nd	4	0.6250	0.1443	0.5000	0.7500
3rd	4	0.6250	0.1443	0.5000	0.7500
5th	4	0.687	0.239	0.500	1.000
7th	4	0.875	0.433	0.500	1.500

Tabela (3-9) Análise estatística para o grupo B de acordo com a espessura da camada de células epiteliais.

Fonte de variação	Soma de quadrados	DF	Quadrado médio	F	Prob.	Sig.
Entre medidas	.1953	1	.1953	13.6960	.0343	S P<0,05
Residual	.0428	3	.0143			
Total	.2381	4				

3-Ambos os grupos

O teste ANOVA de duas vias mostrou uma diferença significativa (P<0,05) entre o grupo A e o grupo B. Tabela (3-10)

Tabela (3.10) Análise estatística para ambos os grupos de acordo com a espessura da camada de células epiteliais.

Fonte de variação	Soma.	DF	Quadrado médio	F	Prob.	Sig.
Entre medidas	.2563	3	.0854	4.6465	.0316	S P<0,05
Residual	.1655	9	.0184			
Total	.4218	12				

3.3 Observações clínicas

O presente ensaio clínico foi realizado em 20 pacientes (10 homens e 10 mulheres) que necessitaram de intervenção cirúrgica na região oral e maxilofacial. As feridas, após o término do procedimento cirúrgico, foram suturadas e divididas em duas partes, uma parte foi irradiada por laser de diodo de baixo nível a 1,25 W/cm^2 densidade de potência e 50 seg. tempo de exposição. A outra parte foi deixada como controlo. Foram recolhidos dados clínicos dos doentes nos 2nd dias e 5th dias de pós-operatório.

O edema e a vermelhidão foram avaliados subjetivamente por inspeção clínica aos 2nd dias de pós-operatório e a deiscência da ferida aos 5th dias de pós-operatório.

Nas feridas tratadas com laser, o edema foi reduzido em 14 feridas e esteve presente em 6 feridas, enquanto a vermelhidão esteve presente em 15 feridas e foi reduzida em 5 feridas e a deiscência da ferida esteve presente em 4 casos e ausente em 16 casos. Figs. (3-13, 3-14, 3-15, 3-16, 3-17).

Nas feridas de controlo, o edema estava presente em 13 feridas e diminuiu em 7 feridas, enquanto a vermelhidão podia estar presente em 13 feridas e diminuiu em 7 feridas, enquanto a deiscência da ferida estava presente em 7 casos e ausente em 13 casos.

Em alguns casos, a cicatriz foi avaliada subjetivamente através da linha fina ou larga da cicatriz; houve 3 casos; em cada caso, a cicatriz no local tratado com laser era uma linha fina, enquanto no local de controlo era uma linha larga. Estas observações foram efectuadas 3 a 4 semanas após a cirurgia.

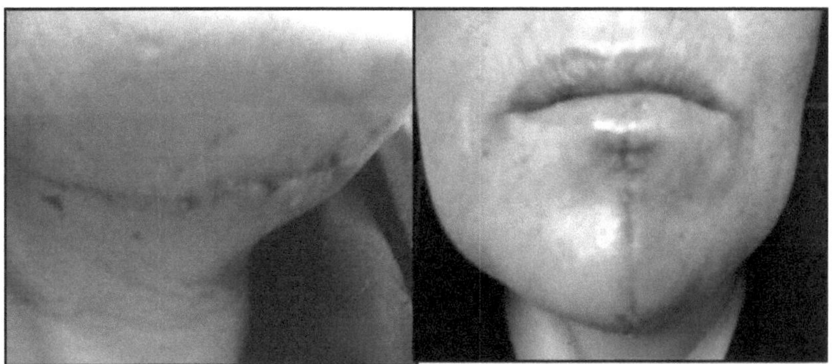

A- Três semanas de pós-operatório

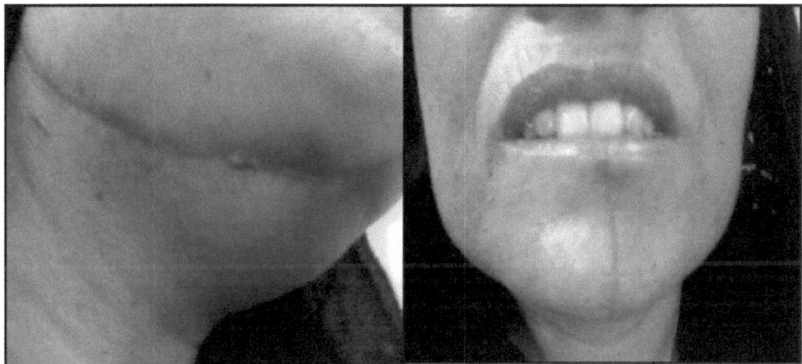

B- Quatro semanas de pós-operatório mostram uma cicatriz fina no local do laser e uma cicatriz larga no local de controlo Fig. (3-13) Caso nº. 14

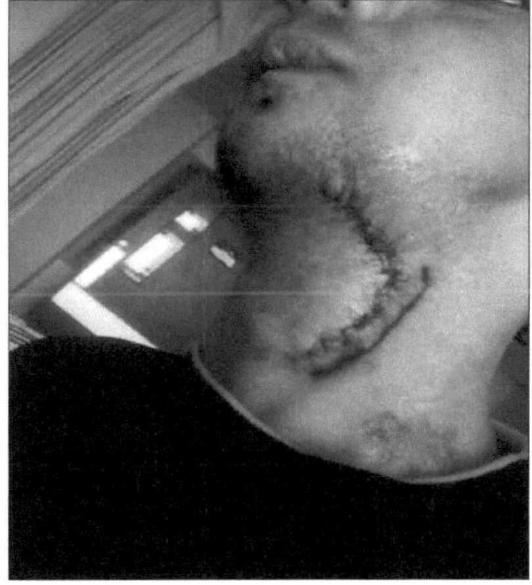

Fig.(3-14) Caso no. 6 Dois dias após a cirurgia, o edema diminuiu e a vermelhidão aumentou no local do laser.

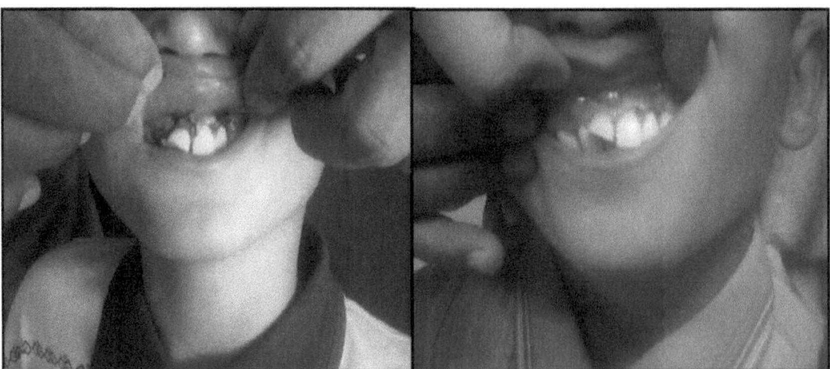

Fig. (3-15) Caso no. 5 Dois dias e uma semana de pós-operatório mostram redução do edema no local do laser.

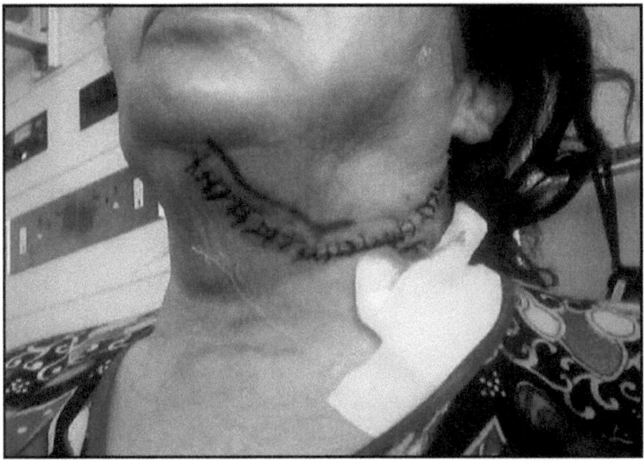

A.   Dois dias de pós-operatório mostram uma redução do edema no local do laser

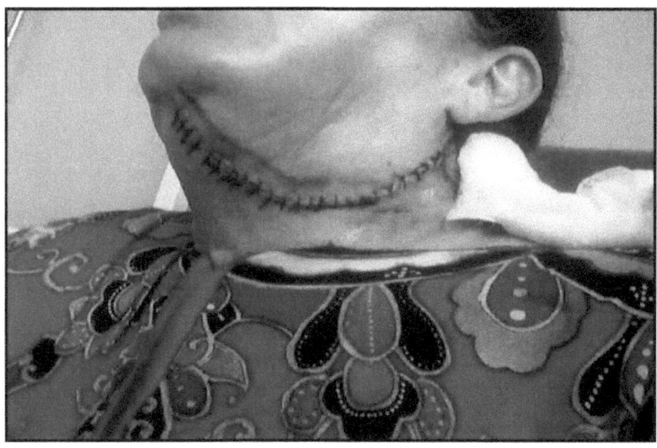

B. Cinco dias após a cirurgia, não há edema e há mais vermelhidão no local do laser.

Fig. (3-16) Caso n°. 7

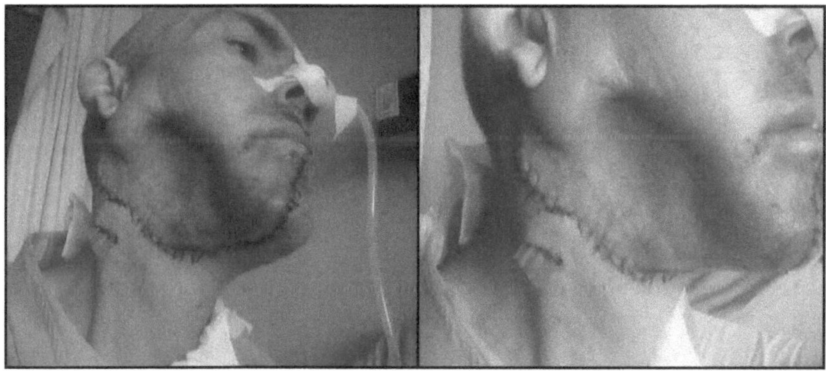

A- Dois dias de pós-operatório mostram uma redução do edema e mais vermelhidão no local do laser

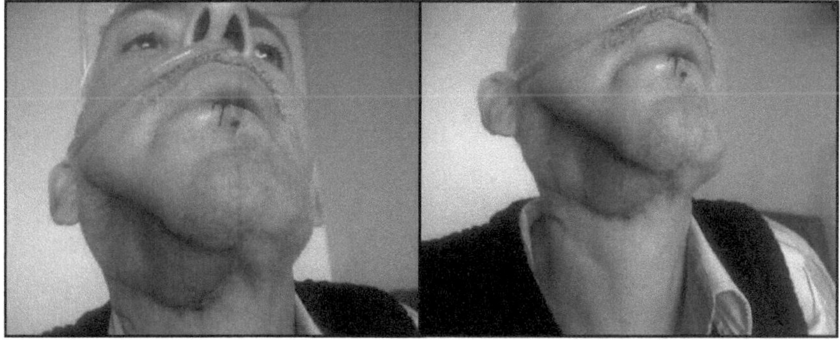

B- Quatro semanas de pós-operatório mostram uma cicatriz fina no local do laser e uma cicatriz larga no local de controlo

Fig. (3.17) Caseno. 18

3.4 *Discussão*

O processo de cicatrização de feridas tem 3 categorias: inflamação, proliferação e remodelação dos tecidos. Na resposta inflamatória, os factores de crescimento (TGF, PDGF) são libertados pelos macrófagos e plaquetas para aumentar a formação de tecido de granulação. Na fase proliferativa, o fator de crescimento estimula muitas células, como os fibroblastos, a produzir e a depositar proteínas (ECM), incluindo o colagénio e a fibronectina. Isto compõe o tecido de granulação e forma um novo tecido normal ou tecido cicatricial (Toyokawa, 2003)

Ender Master utilizou o laser de baixa intensidade em experiências de cicatrização de feridas em 1960 e 1970. Depois disso, foram efectuados muitos estudos para provar a eficácia do LLLT na cicatrização de feridas (Myers, 2000).

Os componentes da cadeia respiratória são os fotoacceptores primários (por exemplo, compostos que absorvem luz em comprimentos de onda eficazes para provocar respostas à irradiação).

Quando as células são irradiadas com várias bandas de luz visível, a luz é absorvida pelo componente da cadeia respiratória, e acredita-se que os eventos fotoquímicos e fotofísicos primários ocorram nas mitocôndrias. A ação da luz está relacionada com a organização temporal da cadeia respiratória, cujo rearranjo ocorre em momentos proporcionais ao tempo de irradiação.

A interação entre a luz monocromática de baixa intensidade e a célula é demonstrada da seguinte forma: fig. (3-20)

1-   A absorção da luz pelos componentes da cadeia respiratória (flavina desidrogenases, citocromos e citocromos oxidase) provoca uma ativação a curto prazo da cadeia respiratória e a oxidação do pool de NADH. Isto, por sua vez, leva a alterações no estado redox das mitocôndrias e do citoplasma (Krebs e Veech, 1970).

2-   A ativação da cadeia de transporte de electrões deve resultar num aumento da força de promoção $\Delta\mu n^+$, do potencial elétrico da membrana mitocondrial $\Delta\chi$ e do pool de ATP, e da acidificação do citoplasma.

3- O aumento da concentração intracelular de H^+ controla alostericamente toda a atividade do antiportador Na ^H^ actuado na membrana celular. Esta enzima desempenha um papel fundamental na alcalinização do citoplasma. Um aumento a curto prazo do PH intracelular é um dos componentes necessários para a transmissão de sinais mitogénicos na célula (Pouyssegur, 1985).

4- O aumento das concentrações intracelulares de iões hidrogénio e de ATP nas células eucarióticas provoca também a ativação de outros transportadores de iões na membrana, como o Na^+, o Ka^+ e a ATPase.

5- A ativação desta enzima leva a um aumento do $(K^+)i$ (concentração intracelular de K^+) e a uma diminuição do $(Na^+)i$ (concentração intracelular de Na^+) e do Em (potencial de membrana). A variação destes parâmetros é um componente necessário no controlo da atividade de proliferação da célula (Cone, 1971; RozengurtandMendoza, 1980).

6- Note-se que as alterações na cadeia respiratória alteram o fluxo de Ca^+ entre as mitocôndrias e o citoplasma, o que, por sua vez, afecta a relação $(Ca^{+2})i /(Ca^{+2})0$.

A infiltração de células inflamatórias durou até 3-4 dias do processo de cicatrização da ferida. No presente estudo, os resultados histopatológicos mostraram uma redução óbvia da infiltração de células inflamatórias nas feridas tratadas com laser, em comparação com a ferida de controlo, o que significa que existe uma diferença na infiltração de células inflamatórias entre a ferida tratada com laser e a ferida não tratada com laser, que apresentava uma elevada infiltração de células inflamatórias.

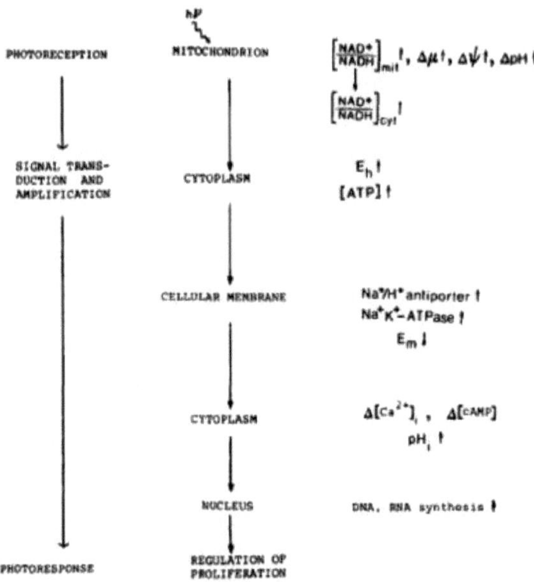

Figura (3-18) Possível cadeia de transdução de fotossinais para estimulação da proliferação por bandas monocromáticas de luz visível $\Delta\mu$ H$^+$ ↑,Δx ↑- aumento da força promotora e do potencial elétrico da membrana mitocondrial; [ATPj↑ aumento da concentração de ATP.; E h↑ aumento do potencial redox celular (mudança para o sentido mais oxidado); luz $\Delta\mu$ H$^+$ ↑,Δx ↑- aumento da força promotora e do potencial elétrico da membrana mitocondrial; | NAD$^+$/ NADHjmit. ↑→ | NAD$^+$/ NADHjcyt. ↑- oxidação do pool de NADH na mitocôndria, provocando alterações no pool de NADH do citoplasma; Na$^+$/H$^+$ antiporter ↑, Na K^{++} - ATPase ↑- ativação desta enzima; Em J- diminuição do potencial elétrico da membrana celular; pHi↑- diminuição da concentração de H$^+$ na célula; Δ | Ca^{2+} ji; | cATP j- alterações na concentração intracelular de Ca^{2+} e c AMP ; DNA, síntese de RNA↑- ativação da síntese de ácidos nucleicos.(Karu, 1989)

Esta observação está de acordo com estudos relatados por (Al- Safi 1991; Al- Hayani, 2004; Bjordal, 2000; Howell et.al, 1988) que encontraram uma redução óbvia na infiltração de células inflamatórias através da aplicação de laser de baixo nível no tecido.

Estatisticamente, existe uma diferença significativa na infiltração de células inflamatórias entre a ferida tratada com laser e a ferida de controlo (P<0,05).

Os achados histopatológicos mostraram uma infiltração grave de células inflamatórias na ferida tratada com laser e na ferida de controlo, especialmente no segundo dia, o que significa que não houve diferença entre as duas feridas de acordo com a infiltração de células inflamatórias. Estatisticamente, não se registou uma diferença significativa no grupo

(B) relativamente à infiltração de células inflamatórias (P>0,05).

Este resultado é provavelmente devido à dose mais elevada que foi utilizada (a densidade de potência é de 1 W/cm^2 e o tempo de exposição é de 50 segundos), estes resultados estão de acordo com os estudos relatados por (Karu, 1987 e 1989) que afirmaram que o componente da cadeia respiratória pode ser o fotoacceptor em caso de estimulação do metabolismo celular, bem como a inibição, dependendo da dose de luz. O aumento da fluência de estimulação em duas ou três ordens de grandeza inibe o metabolismo celular ou pode mesmo ter um efeito letal.

A análise estatística entre os dois grupos mostrou uma diferença altamente significativa entre os grupos A e B (P<0,001) de acordo com a infiltração de células inflamatórias.

A reepitelização começa nas primeiras 24 horas após a lesão, na verdade antes da formação do tecido de granulação, numa tentativa de restabelecer a barreira protetora da pele (Baxter, 1999).

Muitos dos factores de crescimento libertados pelas plaquetas degranuladas podem ser importantes na proliferação epidérmica. Sabe-se que o EGF desempenha um papel importante na re-epitelização (Brown etal., 1986).

Na LLLT, verificou-se que existe um aumento da motilidade dos queratinócitos epidérmicos humanos in vitro. No presente estudo, os resultados histopatológicos do grupo A mostram que a reepitelização na ferida tratada com laser pode ocorrer mais rapidamente do que no controlo da ferida. No grupo B, o exame histopatológico também mostra que a reepitelização foi melhor do que no controlo. Estatisticamente, não existe uma diferença significativa no grupo A entre as feridas tratadas com laser e as feridas de controlo, de acordo com a espessura das células epiteliais ou com o valor estatístico que se aproxima da significância (valor P = 0,06).

Este resultado está de acordo com (Braverman et al., 1989), que verificaram que o crescimento epidérmico era maior em feridas tratadas com laser do que em feridas não expostas, mas a diferença não era significativa.

No grupo B, existe uma diferença significativa entre a ferida tratada com laser e a ferida de controlo (P<0,05). O teste ANOVA de duas vias entre o grupo A e o grupo B mostrou uma diferença significativa entre eles (P<0,05). Estes resultados estão de acordo com os estudos relatados por (Kuliev e Babaev, 1991; Bisht et al.,1994) que mostram que a epitelização precoce ocorreu em feridas tratadas com LLLT.

Um mecanismo possível pelo qual a LLLT pode melhorar a cicatrização de feridas in vivo é através da estimulação das células epiteliais. A observação clínica mostra que a deiscência da ferida tratada com laser foi ligeiramente inferior à da ferida de controlo, o que explicaria a conclusão de que os locais das feridas tratadas com LLLT apresentam um encerramento acelerado. Este resultado está de acordo com os estudos relatados por (Becker, 1990; Hass, 1990), que concluíram que o fecho da ferida foi acelerado sob a influência da LLLT. Zarkovic et al., 1991, verificaram que existe um aumento significativo na velocidade de encerramento de feridas em ratos irradiados.

Bosatra et al., 1984; Mester, 1976; mostraram que a radiação laser de baixa energia do tecido lesionado melhora a regeneração da pele, por exemplo, a atividade mitótica das células epiteliais, a densidade de distribuição dos capilares e o tecido de granulação.

Os efeitos redutores de edema do laser de baixa intensidade resultam da vasodilatação e do aumento da microvascularização (Fiszerman e Rozenbom, 1995), do fluxo linfático acelerado e do aumento da absorção de oxigénio pelos tecidos. Na LLLT, a modulação imunitária e a atenuação da resposta inflamatória ocorrem porque as células fagocíticas mononucleares, os mastócitos e os leucócitos são estabilizados, impedindo a libertação de mediadores químicos inflamatórios nocivos (Amano, 1994).

A observação clínica da ferida na região maxilofacial mostrou que o edema na ferida tratada com laser era menor em comparação com o da ferida de controlo, que apresentava mais edema 2nd dias após a cirurgia. Estes resultados estão de acordo com (Lievens, 1985; Howell et al., 1988) que afirmaram que o edema é reduzido e desaparece rapidamente em resultado do tratamento com laser e com (Takac e Stojanovic, 1998) que afirmaram que os efeitos anti-inflamatórios e anti-edematosos no tecido são os principais efeitos da LLLT.

No presente estudo, os resultados histopatológicos revelam um ligeiro aumento da revascularização na ferida tratada com laser em comparação com a ferida de controlo, de acordo com os vasos sanguíneos recém-formados. Estes resultados estão de acordo com os resultados apresentados por (Bisht et al, 1999; Al-Safi, 1991), que referiram um maior desenvolvimento de novos vasos sanguíneos na ferida tratada com laser. Maegawa et al, 2000 mostraram que a irradiação laser de baixo nível provocou uma dilatação potente na arteríola irradiada com laser, o que levou a um aumento acentuado do fluxo sanguíneo arteriolar.

A observação clínica das feridas mostra que a vermelhidão da ferida é ligeiramente superior na ferida tratada com laser em comparação com a ferida de controlo.

Esta conclusão está de acordo com o estudo relatado por (Hickman e Dyson, 1988) que descreveu que existe um aumento da angiogénese após a irradiação de feridas com laser. Kubota, 2004, demonstrou que a irradiação laser de baixo nível aumentou a taxa e o volume do fluxo sanguíneo e acelerou o processo de cicatrização de feridas.

A LLLT estimula a proliferação de fibroblastos através de vários mecanismos, um dos quais é a estimulação da produção de FGF, que apoia a proliferação e diferenciação de fibroblastos, ou a transformação de fibroblastos em miofibroblastos, que são responsáveis pela contração da ferida (Walsh, 1997).

Os resultados histopatológicos revelaram uma maior formação de tecido conjuntivo fibroso nas feridas tratadas com laser, em comparação com as feridas de controlo. Estes resultados estão de acordo com os estudos relatados por (Loevschall e Arenholt, 1994; Kreisler et al., 2003; Kreisler et al., 2002) que referiram que as células de fibroblastos irradiadas in vitro revelaram uma atividade de proliferação consideravelmente mais elevada do que o controlo. Estes resultados também estão de acordo com (Kawalec et al., 2004; Verdote et al., 2000) que demonstraram que a LLLT parece ter um efeito benéfico na melhoria da cicatrização de feridas e é eficaz no tratamento de feridas abertas.

A LLLT melhora a síntese de colagénio, caracterizada por um maior teor de glicina e prolina na librila de colagénio, o que resulta num tecido mais organizado, numa diminuição da adesão, numa formação mínima de quelóides e em cicatrizes de cor mais clara.

As observações clínicas revelaram a formação de cicatrizes finas nas feridas tratadas com laser após 3-4 semanas, em comparação com as feridas de controlo. Este resultado está de acordo com estudos relatados por (Hintenaus et al., 2002; Sutton, 2003) que mostraram uma formação mínima de cicatrizes em feridas de tecidos moles tratadas com LLLT.

3.5 *Conclusões*

1-   O laser de díodo de baixa intensidade (790-805) tem efeitos benéficos na melhoria do processo de cicatrização de feridas em tecidos moles, do ponto de vista clínico e histopatológico.

2-   Histopatologicamente, a dose de laser (1,25 W/cm^2 , 20 seg.) causa menos infiltração de células inflamatórias, enquanto a dose (1W/cm^{2,} 50 seg.) causa mais infiltração de células inflamatórias no tecido.

3-   Clinicamente, a dose de laser (1,25 W/cm^{2,} 50 seg.) tem efeitos redutores do edema e provoca uma formação mínima ou fina de cicatrizes.

3.6 Sugestões para estudos futuros

1-   É necessário um exame ao microscópio eletrónico de varrimento para detetar os eventos que ocorrem a nível ultra-estrutural na célula após a LLLT.

2-   Outros estudos investigam o efeito da LLLT no papel das células fibroblásticas no processo de cicatrização de feridas.

3-   É necessário um estudo avançado para investigar o papel do LLLT na ferida infetada.

Referências

A

- Absten, G.T. e Joffe, S.N. (1993): Laser em medicina e cirurgia. Um guia introdutório. 3rd ed., Cap.: 1-2, p.p.: 1-17.Champman ofHall medical

- Akai, M.; Usuba, M.; Maeshima, T. et al (1997): Lasers effect on bone & catilage change induced by joint immobilization: an experiment with animal model. Laser Surg. Med.21 (5): 480-4.

- Al-Hayani, N.(2004):Avaliação histológica do efeito do laser na incisão da ferida cutânea. Tese de Mestrado, Instituto de Laser para Estudos de Pós-Graduação, Universidade de Bagdade.

- Al-Safi, K. (1991): Efeito da radiação laser simples e múltipla na cicatrização de feridas em ratos. Tese de Mestrado, Faculdade de Medicina Dentária, Universidade de Bagdade.

- Amano, A.(1994): Estudos histológicos sobre a membrana sinovial reumatoide irradiada com um laser de baixa energia. Laser Surg. Med. 15:290.

- Avery, J.K. (1992):Essentials of oral histology and embryology, a clinical approach. Mosby- yearbook.

B

- Basford, J.R.; Sheffield, c.g.; Harmsen,W.S. (1999): Laser therapy: a randomized, controlled trial of the effect of low intensity Nd-YAG laser irradiation on musculoskeletal back pain. Arch Phys. Med.Rehabil Jun; 80(6): 647-52.

- Baxter, G.D. (1999): Therapeutic lasers, theory and practice. Churchill living stone.

- Becker J.(1990): Biostimulação da cicatrização de feridas em ratos por lasers combinados de potência média e suave. Biomed Tech Berlin;35:98-101.

- Bhaskar, S.N.B. (1991): Orbins oral histology and embryology. 11th ed. P.P: 260-300. Mosby-year book.

- Bhawalkar, D.D. e Kukreja, L.M. (1992): Lasers em medicina. Citado por: Laser in chemical and biological sciences, por Chopra,S. e Chawla,H.M. Wilcy Eastcn limited,

NewDelhi.

• Bisht, D.;Gupta, S. C.; Misra, V. et al (1994): Efeito da irradiação laser de baixa intensidade na cicatrização de ferida cutânea aberta em ratos. Indian J Med Res 100;43- 6.

• Bisht, D.; Mehrotra, R.; Singh, PA et al (1999): Effect of He- Ne laser on wound healing. Indian J Exp Biol 37;2:187-9.

• Bjordal, J.(2000):Tratamento a laser para a tindinite. Mundo do laser. Guia na Internet. Sociedade Sueca de Medicina Laser.

• Bosatra M, Jucci A, Olliano P et al (1984): Ativação in vitro de fibroblastos e de fibroblastos da derme por irradiação laser de baixa energia. Dermatologica 168:157-162.

• Braverman, B.; McCarthy, R. J.; Ivankovich, A. D. et al (1989):Effect of He- Ne and infra red laser irradiation on wound healing in rabbits. Laser Surg Med 9:50-58.

• Brown, G. L; Curtsingel, L.; Brightwell, J.R. et al (1986): Enhancement of epidermal regeneration by biosynthetic epidermal growth fator. Jornal ExperimenMed 163(5):1319-1324.

• Brown, M T. (1998): Wound healing. citado por Otolyrngology, head & neck surgery por Cummings; Fredrickson; Marker; Krause; Richardson; Schulluller. 3rd . ed. Vol.1, Mosby-year book, Inc.

• Brugnera, A.; Cruz, F.M.; Zamin, F.A.; Pecora, J.D.(1999): Avaliação dos resultados clínicos de pacientes com hipersensibilidade dentinária tratados com laserterapia. Proc. SPIE vol.3593. P.P.: 66-68.

C

• Carruth, J.A.S. (1983): Clinical laser safety. In new frontiers in laser medicine and surgery by Atsumi, K., P.P. :140-144 exceta. medica.

• Catone, G.A. e Alling, C.C. (1997): Aplicação do laser em cirurgia oral e maxilofacial. 1st ed. W.B. Saunders company.

• Coleman, D.J.(2000): Wounds, tissue repair and scars. Citado por Bailey e loves short practice of surgery, por Russell, R.G.; Williams, N.S. e Bulstrode C.K. 23rd ed. Vol.1. Arnold, Londres.

• Coluzzi, D.J.(2001): Uma visão geral dos comprimentos de onda do laser utilizados em medicina dentária. Academia de odontologia a laser.

- Cone, C.D. (1971): Teoria unificada sobre o mecanismo básico do controlo mitótico normal e da oncogénese. J. theor. Biol. 30:151-181.

- Cotran, R.S.; kumer, V. e Collins, T. (1999): Robbins pathologic basis of disease. 6th ed. W.B.Saunders company. P.P.: 89-112.

- Cotton, A.M. (2004): Uma revisão dos princípios e da utilização de lasers em problemas dos membros inferiores. Lower extremity wounds 3(3); p.p.:133-142.

D

- Dyson, M. (2003): lasers na reparação de tecidos: melhorar a qualidade de vida. Enfermagem na prática. Thor International Ltd.

F

- Fiszerman R. ND Rozenbom C.Y. (1995):Efeito da terapia de baixa energia na pressão parcial de oxigénio transcutâneo em extremidades baixas. Resumo da 14ª reunião anual da ASLMS, San Diego, Califórnia, 20-25 de abril de 1995.

- Fitzpatrick, M.D. e Golden, M.P. (2000): Cosmetic laser surgery. Mosby Inc. P.P: 1-27.

- Flemming, K.A.; Cullum, N.A.; Nelson, E.A. (1999): A systematic review of laser therapy for venous leg ulcer. J Wound Care Mar; 8(3):111-4 (resumo)

- Folwaczny, M.; Heym, R.; Meh, A. e Michel, R. (2002): Deteção de cálculo subgengival com fluorescência induzida por radiação laser de díodo InGaAsP de 655nm. Jornal de periodontologia; 73:6.P.P.: 596-601.

- Fowles, G.R. (1975): Introdução à ótica moderna. 2nd ed. ch.9, P.P.: 272. Holt, Rinehart and Winston Inc.

- Frank, F. e Wondrazek, F. (1997): Safety aspects oflaser surgery: citado por lasers in urological surgery por Hofstetter, A.G. Springer.

G

- Gaida, K.; Koller, R.; Ister, C. et al (2003): Low level laser therapy-a conservation approach to burn scar? Elevier Ltd e ISBI (resumo).

- Gartner, L.P e Hiatt, J.L. (2001): Color textbook of histology. 2nd ed. W.B. Saunders company . P.P: 325-342

- Gerschman, J.A. (1994): Laser de baixa intensidade na hipersensibilidade da dentina. Jornal dentário australiano 39:6.

- Giavelli, S.; Fava, G.; Castronuovo, G. et al (1998): LLLT na doença osteoarticular em pacientes geriátricos. Radiol Med (Torino) abril, 95(4): 303-9.

- Gladkova, N.D.; Karachistov, A.B.; Komarova, L.G. et al (1996): Eficácia clínica da radiação laser de baixa potência e funcionamento da barreira hemossalivar em pacientes com doença reumática. Proc.SPIE.Vol.2929, p.p. 124-131.

- Gur, A.; Karakoc, M.; Nask, K. et al (2002): Efficacy of low power laser therapy in fibromyalia: a single-blind, placebo controlled trial. Laser Med. Sci. ,17;1:57-61.

- Gur, A.; Karakoc, M.; Nask, K. et al (2002): Eficácia da terapia laser de baixa potência e exercício físico na dor e função da dor lombar crónica. PMID: 12605431

H

- Haas, A.F; Isseroff, R.R.; Wheeland, R.G. et al (1990):A irradiação com laser He-Ne de baixa energia aumenta a motilidade dos queratinócitos humanos em cultura. J Invest Dermatol 94:822-6.

- Hand, A.R (2003): Salivary glands. Citado por Ten cates oral histology: Desenvolvimento e, estrutura e função. Antonio nanci. 6th ed. Mosby. Inc

- Harazaki, M.; Isshiki, Y. (1997): Efeitos da irradiação do laser suave na redução da dor no tratamento ortodôntico. Bull Tokyo Dent Coll Nov; 38(4): 291295.

- Harris, D.M. (1988): Laserbiostimulationreview andhypothesis. Journal of laser topics.

- Hickman, R. A.; Dyson, M. (1988): O efeito da terapia laser na angiogénese durante a reparação dérmica. Laser Surg. Med. 8:186.

- Hillenkamp, F. (1989): Interação dos tecidos com a radiação laser. Física da Saúde, 56:5,P.P: 613-616.

- Hintenaus; Malek, P.;Koupil, J. (2002):História de casos de terapia laser de queimaduras extensas e cicatrizes pós-queimadura. Laser partner. www.laserartner.org

*   Howell, R.; Cohen, D.; Powell, G. et al (1988); A utilização da terapia laser de baixa energia para tratar a úlcera aftosa. J Amer Dent Assoc;119:16-18.

*   Hupp, J.R. (2003): Reparação de feridas. Citado por contemporary oral and maxillofacial surgery por Peterson, L.J. 4th ed. Mosby.Inc.

J

*   Jack, L. (2003): Utilização da terapia laser de baixo nível para tratar feridas crónicas (enfermagem na prática Jul/Ang.).Thor international ltd.

www.athorlaser com.

*   Junqueira, L.C. e Carneiro , J. (2003): Histologia básica. 10th ed. Lange medical Books McGraw-Hill. P.p 369-383.

K

*   Kaiser, C. (1986):Estudo aleatório duplamente cego sobre o efeito do He-

O laser Ne no tratamento da sinusite maxilar aguda em pacientes com exacerbação de uma sinusite maxilar crónica. Boletin CDL: 9: 15.

*   Kandela, S.A. (1990): Física do laser em medicina. Faculdade de Medicina, Universidade Al-Nahrain. P.P.: 20-35.

*   Karu, T. (1987): Fundamentos fotobiológicos da terapia a laser de baixa potência. IEEEJ. QuantumEleclr. 23, 1703-1717.

*   Karu, T. (1989): Fotobiologia dos efeitos do laser de baixa potência. Física da saúde. 56:5, P.P.: 691-704.

*   Karu, T. (1999): Mecanismo primário e secundário de cicatrização de feridas. J. photochem. Photobiol. B. Bio. 49: 1-17.

*   Kawalec, J.C.; Reye, C.; Penfield, V.K. et al (2000): Avaliação do laser de diodo certas D15 como uma ferramenta adjunta para o caso de feridas: um estudo piloto. OCPM e Churchill Livingston.

*   Kawalec, J.S.; Pfennigwerth, T.C.; Hetherington, V.J. et al (2004) : A review of laser in healing diabetics ulcers. O Pé 14, P.P.: 68-71

*   Keye, W.R. (1990): Laser surgery in gynecology and obstetrics. 2nd ed. Mosby-

yearbook, Inc.

• Khuller, S.M.; Brodin, P.; Barkvoll, P. e Haanaes, H.R.(1996): Estudo preliminar do laser de baixa intensidade para o tratamento de aberrações sensoriais de longa duração no nervo alveolar interno. J. oral maxillofacial surgery, 54: 28.

• Koechner, W. (1999): Engenharia de laser de estado sólido. 5th ed. P.P: 698703. Springer.

• Krebs, M.A.; Veech, R.L.(1970): Regulação do estado redox dos nucleótidos de piridina no fígado de rato. In: Sund,H.,ed. Pyridine nucleotidedependent dehydrogenases. Berlim, Heidelberg, Nova Iorque: Springer Verlag; 413-434.

• Kreisler, M.; Christoffers, A.B.; Al-Ha, H. et al (2002): Estimulação in vitro da proliferação de fibroblastos gengivais humanos induzida por laser de díodo de 809 nm de baixo nível. Laser Surg. Med. 30(5):365-9.

• Kreisler, M.; Christoffers, A.B.; Willershausen, B. et al (2003): Efeito da irradiação com laser de diodo de baixo nível sobre a taxa de proliferação de fibroblastos do ligamento periodontal humano em estudo in vitro. J Clin Periodontal. 30(4):353- 8.

• Kruchinina, I.; Feniksova, L.V.; Rybalkin, S.V.; e Peklif, F. (1991) : Efeito terapêutico do laser de He-Ne na microcirculação da mucosa nasal em crianças com sinusite maxilar aguda e crónica, medido por biomicroscopia conjuntival. Vestn Otorinol laringol; 3: 26- 30.

• Kubota, J. (2004): Terapia com laser de diodo desfocado (830nm) no tratamento de úlceras cutâneas que não respondem: um ensaio preliminar. Journal of cosmetic and laser therapy 6:2. P.P: 96-102.

• Kuliev, R. e Babaev ,R.(1991): Therapuitic action oflaser irradiation and immunomodulator in purulent injuries of the soft tissue in diabetic patients. Probl. Endokrinol. Mosk.;37:31-2.

L

• Lievens P (1985): The influence oflaser irradiation on the motricity of lymphatical system and on the wound healing process. Proc Intern Cong laser Med Surg 171-174.

• Loevschall, H.e Arenholt, B.D. (1994): Efeito da irradiação com laser de diodo de baixo nível de fibroblastos da mucosa oral humana in vitro. Laser Surg. Med. 14(4):347-54.

M

• Madri, J.A. (1990): Inflammation and healing. Citado por Andersons pathology de Kissane, J.M. 9th ed. Vol. 1. The C.V. Mosby.

• Maegawa, Y. ; Itoh, T.; Hosokawa, T. et al (2000): Effects of nearinfrared low level laser irradiation on microcirculation. Laser Surg Med 27;5:427-437.

• Mainster, M. A. (1985): Ophthalmic laser therapy: principles, technology and technique. Ch.3,P.P.:61-64. The CV Mosby Co.

• Markolf, H.N. (1996): Interação dos tecidos com o laser. 1st ed. Heidelberg.

• Meinemann, W. (1976): Mewers textbook of histology for medical students, 9th ed. Bradbury.

• Mester, E.(1976): Resultados clínicos da estimulação de feridas com laser e estudos experimentais do mecanismo de ação. Laser T ech. B ull. 75:119-213.

• Moseley, H. (1988): Radiação não ionizante. Micro-ondas, radiação ultravioleta e laser. Adam Hilger, Bristol e Filadélfia. P-p : 228-236, 255-258.

• Mueller, X. M. (2001):Lasers for ischemic heart disease. P.P.: 46. Springer.

• Muncheryan, H. M. (1983): Princípios e práticas da tecnologia laser. 1st ed. Tab.book. Inc.

• Myers, T. (2000): o futuro do laser em medicina dentária. Dental Clinics of north America;44:971-80.

N

• Nedeline, O.S.; Brzhevskaya, O.N.; Kayushin, L.P. (1985): Regulação redox na síntese de ATP. Biophizika 30:179-191.

P

• Passarella, S.; Casamassima, E.; Molinari, S.; Pastore, D. et al.(1984): Aumento do potencial eletroquímico de protões e da síntese de ATP em mitocôndrias de fígado de rato irradiadas in vitro por laser de hélio-néon. FEBS Lett. 175:9599.

• Pinheiro, A.L.; Cavalcanti, E.T.; Pinheiro, T.I. et al (1998): A LLLT é uma importante ferramenta para o tratamento de desordens da região maxilofacial. J Clin Laser Med Surg Ago.;16(4):223-6.

• Pinheiro, A.L.; Covalcanti, E T; Pinheiro, T.I. et al (1997): Laserterapia de baixa intensidade no manejo de afecções da região maxilofacial. J ClinLaser Med Surg 15(4): 181-183.

• Pennino, R.P. (1988): Lasers. Lasers em medicina. Ch.27, P.P.: 779-796.

• Pouyssegur, J.(1985): O sistema de troca de Na+H+ ativável por factores de crescimento: uma abordagem genética. Trends Biochem. Sci.10:453-455.

R

• Ready, J.F. (1997): Aplicações industriais de lasers. 2nd ed. P.P.: 215231. Imprensa académica limitada.

• Comité de Investigação, Ciência e Terapia da Academia Americana de Periodontologia, (2002): Lasers em periodontia. J. Periodontol 73,10:12311239.

• Rosengurt,E.; Mendoza,S. (1980): Fluxo de iões monovalentes e controlo da proliferação celular em cultura de fibroblastos. Ann.N.Y.Acad. Sci.339: 175-190.

S

Sabiston, D.C. e Kimlyerly, H (1997): textbook of surgery, the biological basis of modern surgical practice. 15th ed. W.B.Saunders com.

• Saunders, R.; Shiner, W.; Conklin, T. et al (1980) : Lasers: funcionamento, equipamento, aplicação e conceção. Ch.1, P.P.: 1-22. McGrow.Hill Book com.

• Schindle,A. e Neumann, R. (1999): Low intensity laser therapy results from a randomized double - blind placebo- controlled study. J. of investigative dermatology 113:2. P.P.: 221.

• Schneider, W.L. e Hailey, D. (2004): Low level laser therapy for wound healing: A health technology report. Alberta heritage foundation for medical research.

• Seeley, R.R.; Stephens, T.D. e Tate P. (1998): Anatomia e fisiologia. 4th ed. WCB-McGrow -Hill. P.P.: 128-133.

• Shimoda, K. (1984): Introdução à física do laser, cap.1 P.P.:1-20. Springer-verlage.

• Sifvast, W.T. (1999): Fundamentos do laser. Imprensa da Universidade de Combriglge.

• Simpson, H.E. (1960) : Efeito da sutura na ferida de extração em macacos maccacus &hesusmonkeys. J.o.cirurg; 18 : 6::11:14.

• Simunovic, Z. (1996): Terapia laser de baixa intensidade com técnica de pontos de gatilho: um estudo clínico de pacientes. (dores de cabeça e dores faciais, doenças esqueléticas e musculares, dores nos ombros e nos braços, epicondilite do úmero, tensossinovite, dores radiculares baixas e tendinite dos arcos). J Clin laser med cirurg 14(4): 163-7.

• Simunovic, Z.; Trobonjaca, T.; Trobonjaca, Z. (1998): Treatment of medial & lateral epicondylitis-tennis &golfers elbow-with LLLT: a multicenter double blind, placebo-controlled clinical study on 324 patients. J ClinLaserMedSurg Jun; 16(3): 145-51.

• Sliney, D.H. (1983) : Normas de segurança dos lasers biomédicos. In new form teirs in laser medicine and surgery-por Atsumi, K. Exceta.medica. P.P.: 125132.

• Sousa, G.R.;Ribeiro, M.S.; Groth, E.B. (2002): Reparação óssea das lesões periapicais tratadas ou não com laser de baixa intensidade. Laser Surg Med . Abstract issue 2002.abstract 303.

• Squier, C.A. e Finkelstein, M.W. (2003): Oral mucosa from ten cates oral histology : Development, structure and function. Antonio Nanci:6th ed.. mosby. Inc.

• Stevens, A. e James, L. (1997): Human histology. 2nd ed. Mosby p.p. 355-370.

• Sutton,A.(2003):O cavalo ferido. Métodos práticos de gestão e tratamento de lesões. David and Charles.Cincinnati,Ohio,2003.

T

• Tacac, S.; Stojanovic, S. (1998): Lasers de diagnóstico e bioestimulantes. Med Pregl maio-Jun; 51 :245-9.

• Toyokawa, H; Matsui, Y; Uhara,J. ;Teshima, S. et al. (2003): Efeitos promotores dos raios infravermelhos distantes na cicatrização de feridas cutâneas de espessura total em ratos. Experimental biology and medicine 228:724-729.

• Tuncr,J. Modc,L. (1999) : 100 Positive double blind studies, enough or too little/proc.

SPIE.Vol. 4166: 226-232.

V

• Verdote, R.R.; Munchua, M.M.; Reddon, J.R. (2000): O uso da terapia laser de baixa intensidade para o tratamento de feridas abertas em pacientes psicogeriátricos:Um estudo piloto. Fisioterapia Ocupacional em Geriatria. 18;2: 1-19.

• Vladimirov, Y.A.;Osipov, A.N.; Klebavov, G.I. (2004):Princípios fotobiológicos das aplicações terapêuticas da radiação laser. Biochemistry (Moscovo), vol.69;No.1.

W

• Walter,J.B. e Talbot, J. C. (1996): Walter e Israel patologia geral.7th ed. Churchilllivingstone. P.p. 165-180.

• Whaley, K and Burt, A.D.(1992) : Inflammation, healing and repair. Citado por Muirs textbook of pathology. 13th ed. Arnold International Student Edition, 1998.

• Walsh, L.J. (1997): O estado atual da terapia laser de baixa intensidade em medicina dentária, parte 1. Aplicações em tecidos moles. Jornal dentário australiano, 42(4): 247-254.

• Wilden, L.e Karthein, R. (1998): Importação de fenómenos de radiação de electrões e laser terapêutico de baixo nível no que diz respeito à transferência de energia mitocondrial. J. of clin. Lasersurg. 16:3:P.P. 159-165.

• Winter,E. (2001): Ultrashort pules laser technology and applications. Instituto fotónico. Veinna, Astúrias.

• Wright, V.C. e Fisher, J.C. (1993): Laser surgery in gynecology: a clinical guide. W.B. Saunders company.

Z

• Zhou, Y.C. (1984): Um ensaio clínico avançado com anestesia por acupunctura a laser para operações menores na região oro-maxilo-facial. Lasers cirurg. Med.; 4:297-303.

• Zarkovic N, Salter B, Hrzenjak M et al (1991): The effect of diode laser irradiation and hepatectomy on murine skin wound healing and lipoprotein composition. Period Biology 93:359-361.

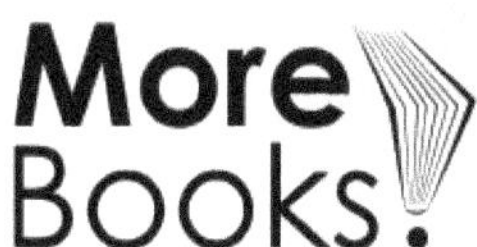